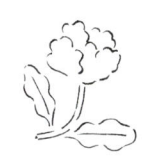

療癒身心的
草本
生活提案

提振精神、緩解不適、
日常身心保養的
63種芳香對策

監修－諏訪晴美
譯－陳姵君

序

我們的日常生活是由各種事物所形塑而成的。用心挑選的物品，能讓每天的生活變得更豐富多彩。「生活圖鑑」系列叢書（此為日文書系）針對真正優質的事物做介紹，寫給每一位想追求生活品質的讀者。這是一本內容豐富，提供各種創意使用方法，以及挑選時能派上用場的基礎知識。全書圖文並茂彙整各種有益資訊的圖書，旨在幫助大家找出適合自己的各項物品與用途。

本次主題為「香草植物」。香草植物是指具有香氣的藥用植物，自古以來便應用於日常生活中，除了用來保存與烹製食材外，還會當成藥材煎煮服用、塗抹於傷口治療患處，將香草植物內含的成分巧妙地運用於生活大小事上。

書中將介紹這些具有療癒身心功效的植物妙用，深入淺出地將各項具體建議與基礎知識彙整成冊，教大家如何在日常生活中利用香草植物，保持健康與養顏美容。此外，在小百科單元中，更以精美插圖介紹多達54種的香草植物。

期盼本書能成為各類讀者的良師益友，滿足大家能以更輕鬆、簡單的方式，將香草植物融入生活中，並能了解各種香草植物保養法，共創豐富的香草植物新生活。

序 ... 3
何謂香草植物？ ... 12
花草茶活用術 ... 14
選購香草植物＆使用上的注意事項 ... 18

PART 1 香草植物是日常生活的好夥伴

MORNING
- 一覺醒來神清氣爽 ... 22
- 晨間慢跑最佳良伴 ... 24
- 在香氣環繞的空間整理儀容 ... 26
- 好好吃早餐補充營養 ... 28
- 鞋子常保清香，從容出門去 ... 30

DAYTIME
- 午後提升專注力 ... 32
- 香草植物香鬆飯糰打點活力午餐 ... 34
- 趕走睡意，提振精神 ... 36
- 把握午後時光，繼續衝刺 ... 37
- 預防感染同時享受香氣 ... 38
- 以迷迭香來舒緩工作與操持家務的疲勞 ... 40
- 重要行程前確保口氣清新 ... 42

NIGHT
- 安穩進入夢鄉 ... 44
- 吃太飽時的救星，桑葉 ... 46
- 飲酒過量時的顧腸胃好物 ... 48
- 無比快活的香草浴時光 ... 50
- 浴後按摩消除一整天的疲勞 ... 52
- 助人一夜好眠的洋甘菊 ... 54

HOLIDAY

貴客來訪時 56

以柔和的薰衣草營造滿室馨香 58

別出心裁的香草餐巾裝飾 60

盡情享受香草料理與藥草酒，度過歡樂時光 62

好處多多的朝鮮薊 66

令人食指大動的迷迭香 68

優秀的廚房香草軍團 70

寵愛自己的假日時光 72

春夏秋冬香草使用寶典

春 76
夏 82
秋 88
冬 94

女性的一生 100

終生受用的女性香草植物保健法 106

PART2 活用香草植物之力的基礎知識

何謂「植化素」（植物性化學成分） 112

萃取香草植物有效成分，加以活用的方法 114

具備香草使用知識乃自我保養的基礎 116

香草植物所具有的各種效用 118

世界各地的自然療法 120

「綠色藥箱」陣容推薦 122

香草的歷史 124

日常生活中的香草植物 130

香草歷史年表 132

與香草息息相關的重要人物 134

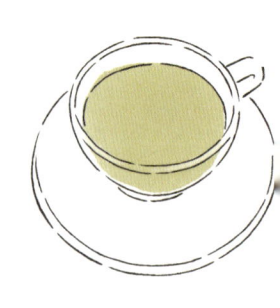

PART3

54種香草植物&精油實用小百科

體例說明　142

●香草篇

朝鮮薊	144
紫錐花	145
接骨木花	146
牛至	147
金盞花	148
枸杞	149
野葛	150
丁香	151
番紅花	152
肉桂	153
德國洋甘菊	154
薑	155
馬尾草	156
八角茴香	157
鼠尾草	158
聖約翰草	159
百里香	160
蒲公英	161
茶樹	162
車窩草	163
蒔蘿	164
魚腥草	165
蕁麻	166
洛神花	167
羅勒	168
西番蓮	169
薏仁	170
茴香	171
胡椒薄荷	172
瑪黛	173
桑樹	174
藍錦葵	175
乳薊	176
艾草	177
覆盆子葉	178
薰衣草	179

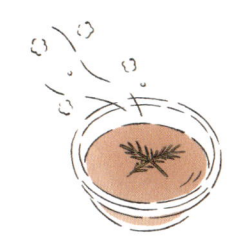

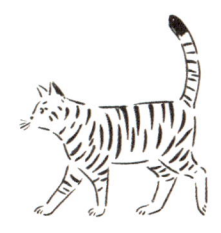

菩提花
路易波士
檸檬草
檸檬香蜂草
檸檬馬鞭草
玫瑰
迷迭香
玫瑰果
月桂

180 181 182 183 184 185 186 187 188

●精油篇
依蘭依蘭
茉莉
澳洲茶樹
苦橙（橙花／苦橙葉）
檜木
乳香
香檸檬
尤加利
玫瑰天竺葵

190 191 192 193 194 195 196 197 198

COLUMN
廚房常備香草5選
好種又好用的3種香草植物

108 138

結語
監修者簡介
參考文獻

202 203 204

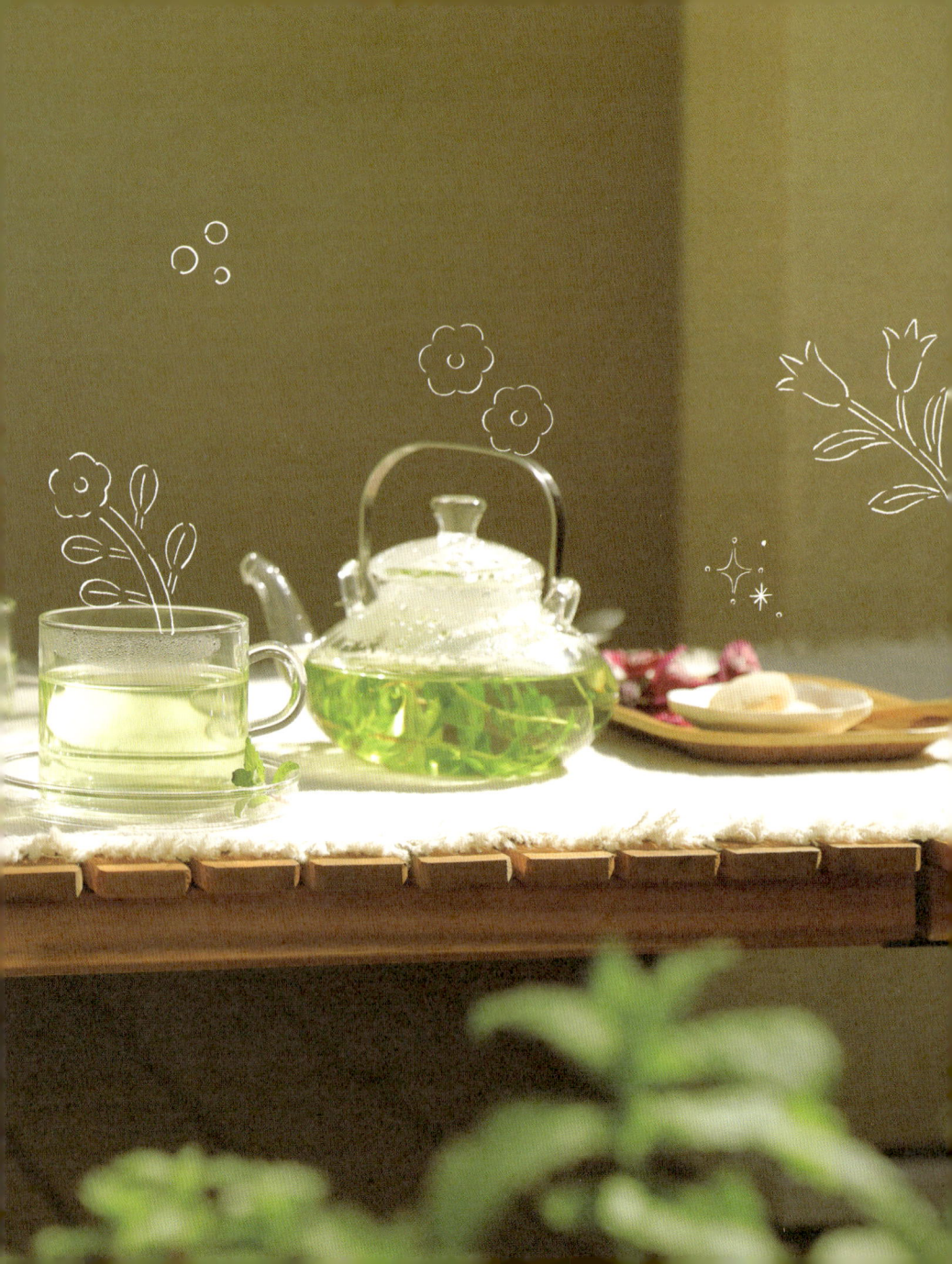

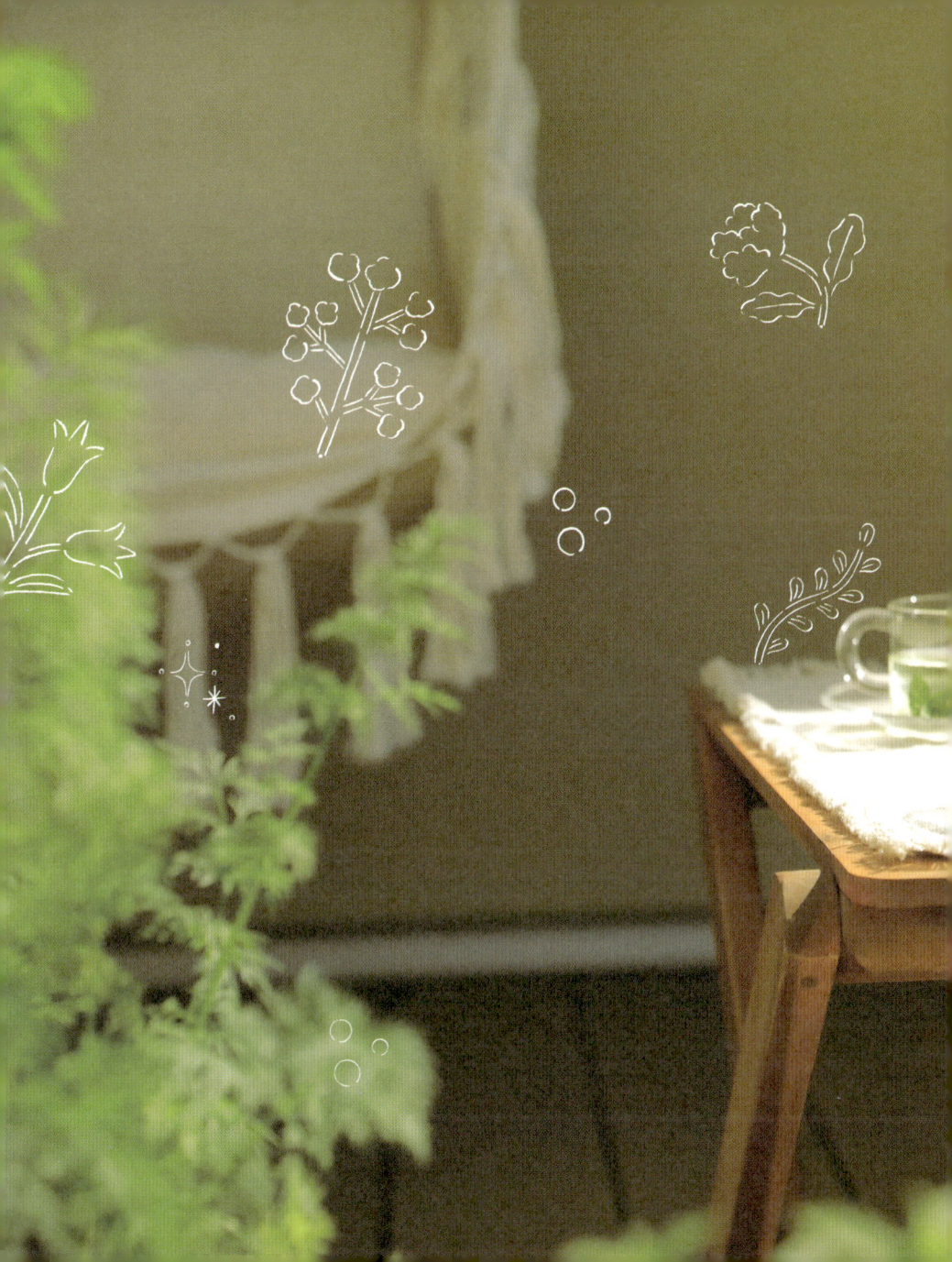

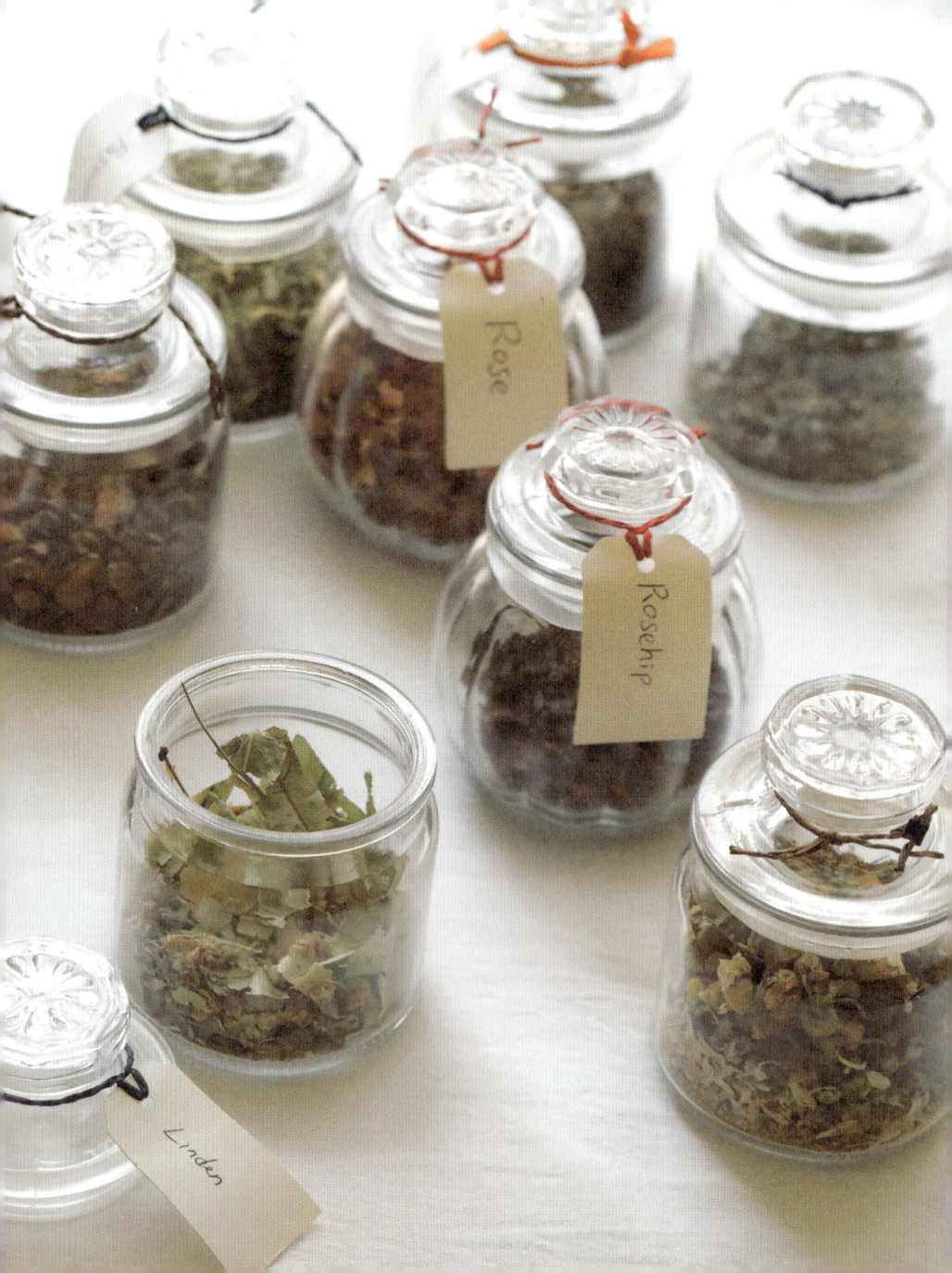

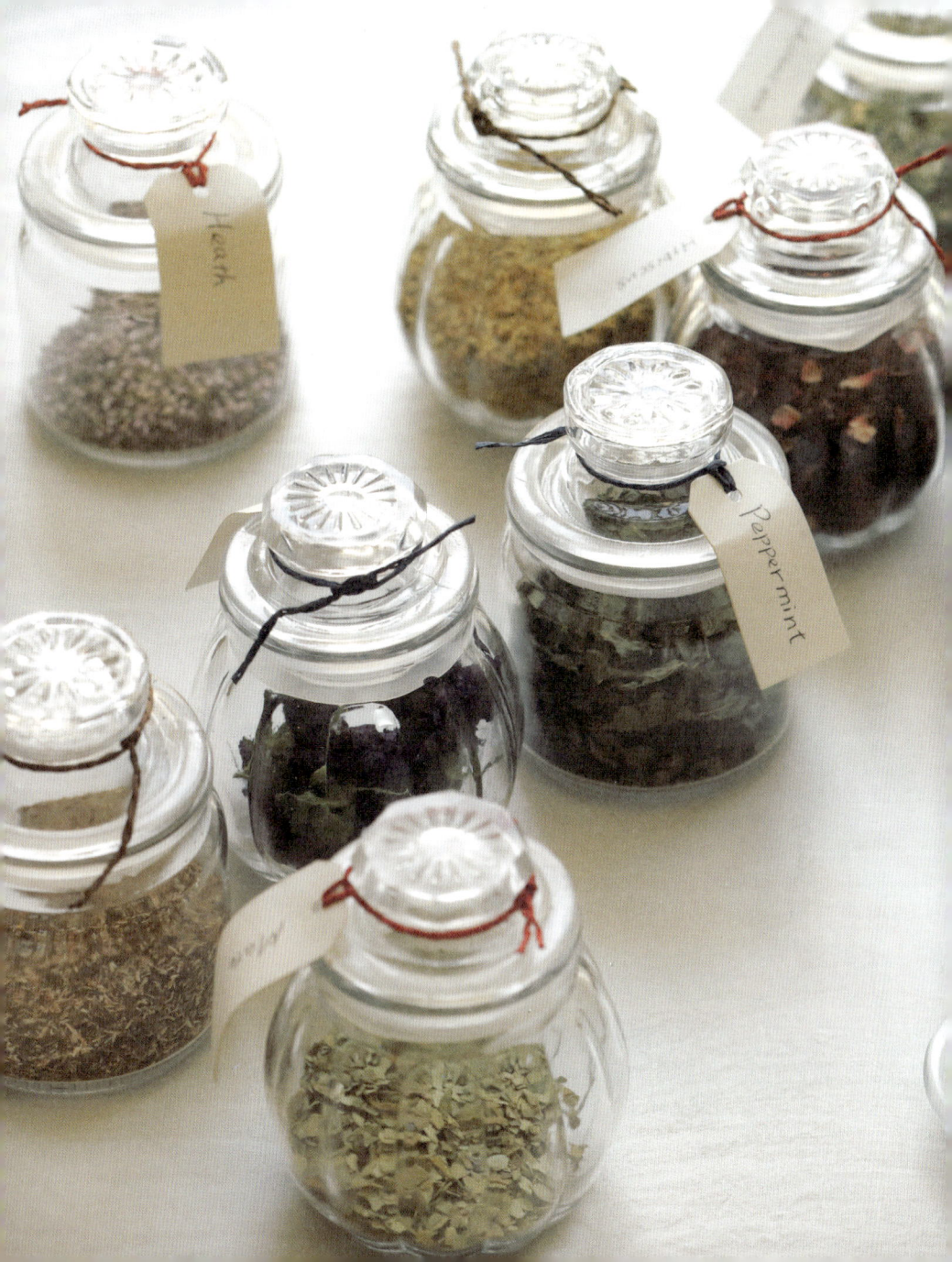

何謂香草植物？

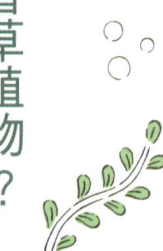

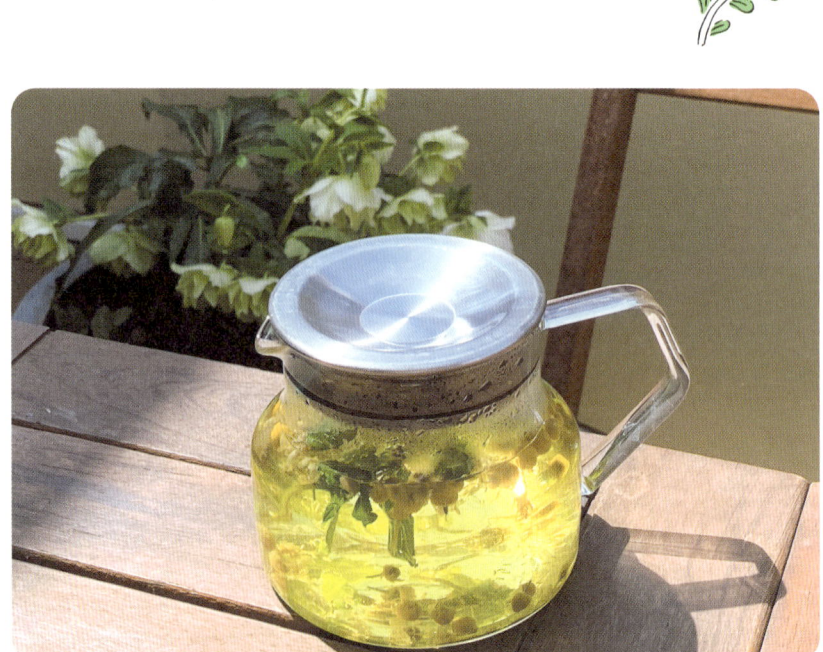

香草植物一般定義為植物界中「具備有益人類香氣的植物」。無論是添加於化妝水的惹仁、為料理增香的羅勒、撒在甜點上的肉桂粉，全都來自於香草植物，人們則利用其香氣等有效成分來養生與養顏。植物基本上無法從生長的地方移動，或自由活動各部位。正因為只能待在原地，才會衍生出驅逐害蟲、壞菌、病毒的有效成分。

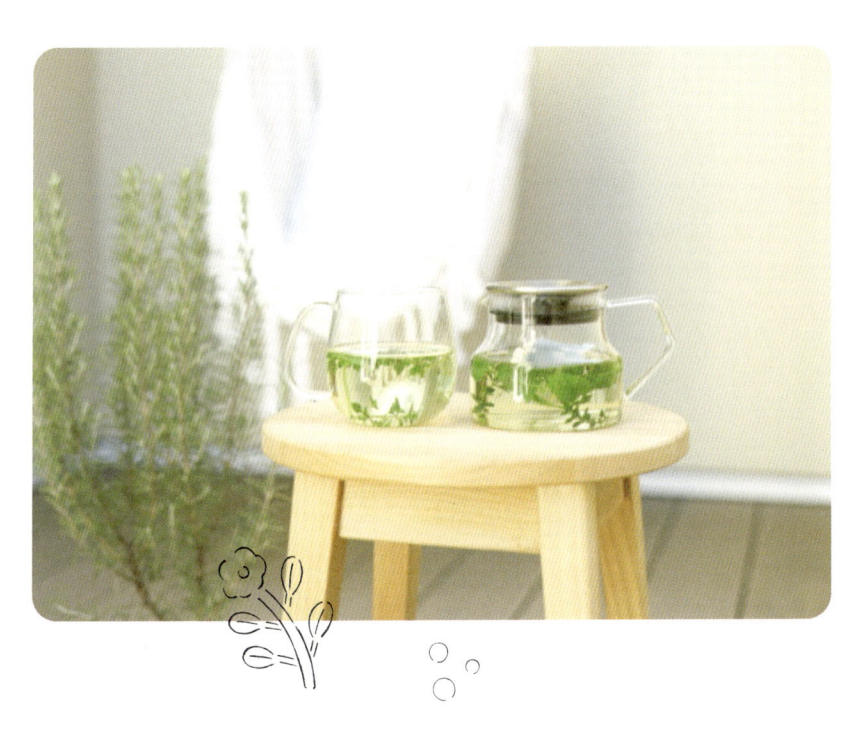

而人類則透過各式各樣的方法，加以利用這些植物的活性成分。舉凡用於護膚、保濕的保養品、為料理增香的調味料、令衣物舒適芬芳的柔軟精、乾燥花香料（potpourri）與室內芳香噴霧等香氛用品等，其實在日常生活中，處處都可見到應用香草植物功效的物品。

花草茶活用術

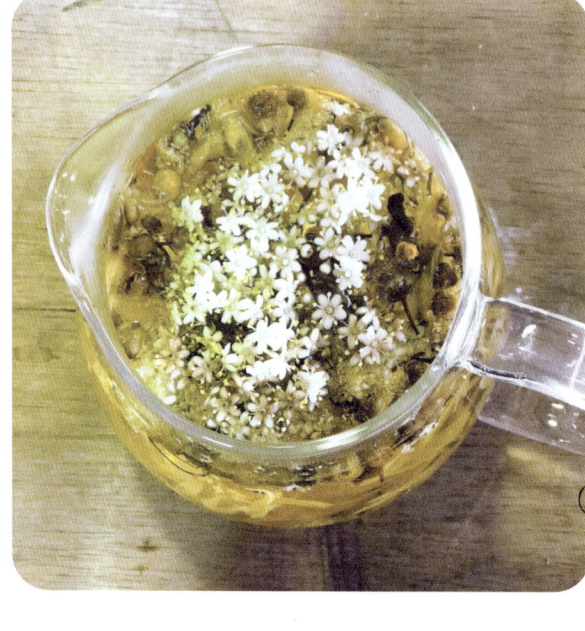

最簡單的香草植物攝取方式即為茶飲。自製花草茶只需將香草植物放進茶壺內，注入熱水靜置幾分鐘即可。隨著氤氳熱氣飄散而出的香氣十分紓壓，香草植物的水溶性成分會隨著熱水沖泡而釋出，能幫助我們調理身體的各種小毛病，同時還能補充維生素與礦物質。這種大家都能輕鬆享用的花草茶作法簡單，且不光只是好喝而已，還有各種能應用於生活中的使用方法。不妨從一杯茶飲開始，寫意地展開充滿香草植物的生活。

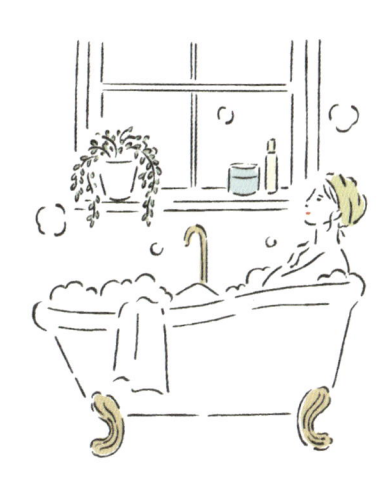

泡澡

只需用香草植物沖一壺濃茶加進浴缸熱水中，就能度過香氣繚繞、無比舒服的沐浴時光。推薦使用有助於溫熱身體的迷迭香、能滋潤肌膚的德國洋甘菊，以及可以舒緩情緒的薰衣草等香草泡浴。也可再次利用僅沖泡過一次茶飲、壺中剩餘的茶渣來泡澡。

茶泡飯

以花草茶取代高湯或茶水，澆淋在飯上製成茶泡飯。在茶壺中放入「紫錐花＋金盞花＋柴魚片」注入熱水，接著淋在飯上就大功告成。除了可做為身體不適、沒胃口時的良伴，還有助於預防感冒，而且男女老幼都適用，平時不喜花草茶氣味的讀者，也能以此為接觸香草的入門嘗試。

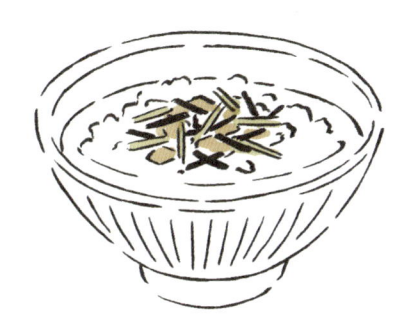

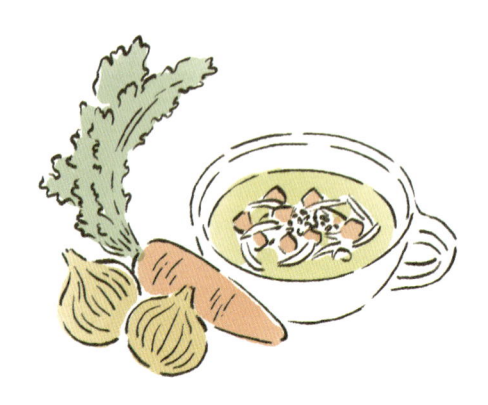

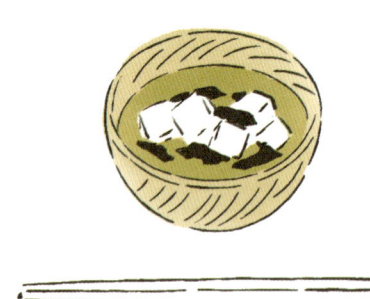

高湯

花草茶還可以加入味噌湯或西式湯品的高湯當中。只需將乾燥香草植物裝入高湯袋，放進鍋中與肉類或蔬菜燉煮即可。

花草茶入味噌湯其實還有更簡單的作法，在碗內放入味噌與喜愛的配料，將香草植物與柴魚片放入茶壺，注入熱水靜置3分鐘左右，再將茶水注入碗裡，待味噌完全溶解即可享用。在意血糖值的讀者，不妨再加上桑椹與柴魚片。在餐前與用餐過程中食用桑椹，能抑制餐後血糖飆升。使用鍋具製作時，將香草植物裝入高湯袋內便可直接烹煮，相當方便。至於適合用於日式料理的香草植物，還請參考本書所介紹的食譜。

若為西式湯品，則可將幾種新鮮香草捆綁成香草植物束（bouquet garni）一同熬煮，便能增添特色風味與香氣。選用月桂、百里香、義大利芫荽、芹菜等植物來燉湯，不但香氣宜人，還有利於健胃整腸。

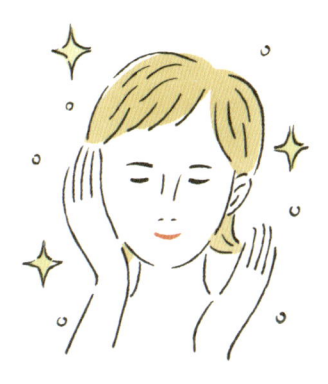

臉部保養

以香草植物沖泡濃茶浸濕化妝棉後輕拍肌膚，也可以浸濕面膜紙做成花草茶面膜使用。膚況不穩定時建議使用金盞花或德國洋甘菊、想要保濕或預防痘痘生成則推薦艾草、欲促進肌膚新陳代謝首推薰衣草。用剩的花草茶還可以拿來保養手、腳等全身各部位肌膚。

薰香

選用耐熱玻璃器皿盛裝以香草植物沖泡而成的濃茶，放置於床頭櫃等處。飄散而出的香氣會比精油更為溫潤、柔和。也很推薦在裝著熱水的器皿中放入新鮮香草的作法，例如迷迭香、玫瑰天竺葵、薰衣草、玫瑰等，可依個人喜好來挑選。

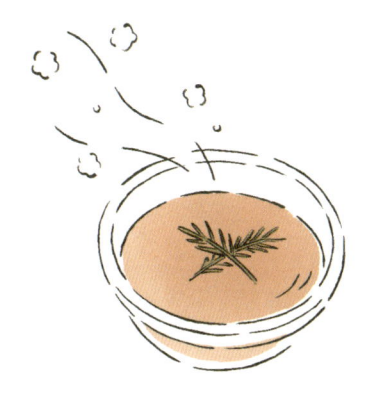

選購香草植物&使用上的注意事項

香草植物可分成摘採後直接使用的「新鮮」型，以及風乾後的「乾燥」型。相對於香氣鮮活、色澤鮮豔的新鮮香草植物，乾燥香草植物則有利於長期保存，一年四季都能依個人需求來加以應用。

此外，要安全使用香草植物，據目的或當下心情分別使用。

確認品質與保存方法也很重要，請讀者在挑選使用時掌握以下所說明的幾項重點。

✓ 確認是否為食品

市售的香草植物不見得都能食用，也有很多香草以「雜貨」規格處理。若基於食用目的而打算購買香草植物時，請務必確認該商品是否為食品安全衛生管理法所定義的「食品」。

✓ 查看學名

植物皆有全球通用的學名。比方說大量出現於本書的「德國洋甘菊」，學名為「*Matricaria chamomilla*」，同樣也是洋甘菊，但屬於另一種類的「羅馬洋甘菊」，學名則為「*Chamaemelum nobile*」。

其他像是「百里香」，還分為適合食用與觀賞用的品種，在選購幼苗時須分清楚究竟是哪一種。由於效用和香氣皆不相同，還請根據購買目的詳加確認。

✓ 確認使用部位

香草植物的「花」、「葉」、「種子」、「根」等部位會隨著種類而有使用上的差異，每個部位的效用與風味相當多元。即使是同一種香草植物，也會有葉子與種子的香氣和作用截然不同的情形，必須多加留意。

✓ 對目前所服用的藥物是否有影響

在「54種香草植物＆精油實用小百科」單元（140頁起），會分別針對各種香草植物註明使用上的注意事項。比方說，有些香草植物應避免在懷孕、哺乳期間，或服用特定藥物時使用。藥物與香草植物的包裝上都會記載有關交互作用的資訊，若感到不放心，還請洽詢醫師或藥劑師。此外，讓幼兒飲用花草茶時，請先進行稀釋。

✓ 保存方法

〔市售乾燥香草植物〕避免高溫潮濕處或日曬環境，以密封容器收納並保存於陰暗處，能延緩色澤與香氣消失的速度，避免成分變質。此外，將香草植物磨碎，恐會加快氧化速度，導致香氣消失，品質下降，因此買回來後維持原狀直接保存即可。為了保持新鮮，建議不要一次大量購入，而是分次購買，一次只買短期間內能用完的量即可。

〔自家種植的香草植物〕若無法以泡茶或烹煮料理等方式全數消化完畢，還可以將香草植物用來泡澡。若依然用不完時，請趁香草植物尚未劣化前進行乾燥處理，並與食品乾燥劑一同放入瓶罐等容器內加以保存。

✓ 使用時最重要的一點

是否會對植物過敏以及體質等情況皆因人而異。若有任何疑慮或出現不舒服的情形，切勿自行判斷，還請洽詢醫師或藥劑師。

PART 1

香草植物是
日常生活的好夥伴

不分早中晚、春夏秋冬,
植物在任何時候都是陪伴人們生活的好夥伴。
本章會以分門別類的方式,
具體解說香草植物的使用方法,
幫助大家舒適愜意地度過每一天。

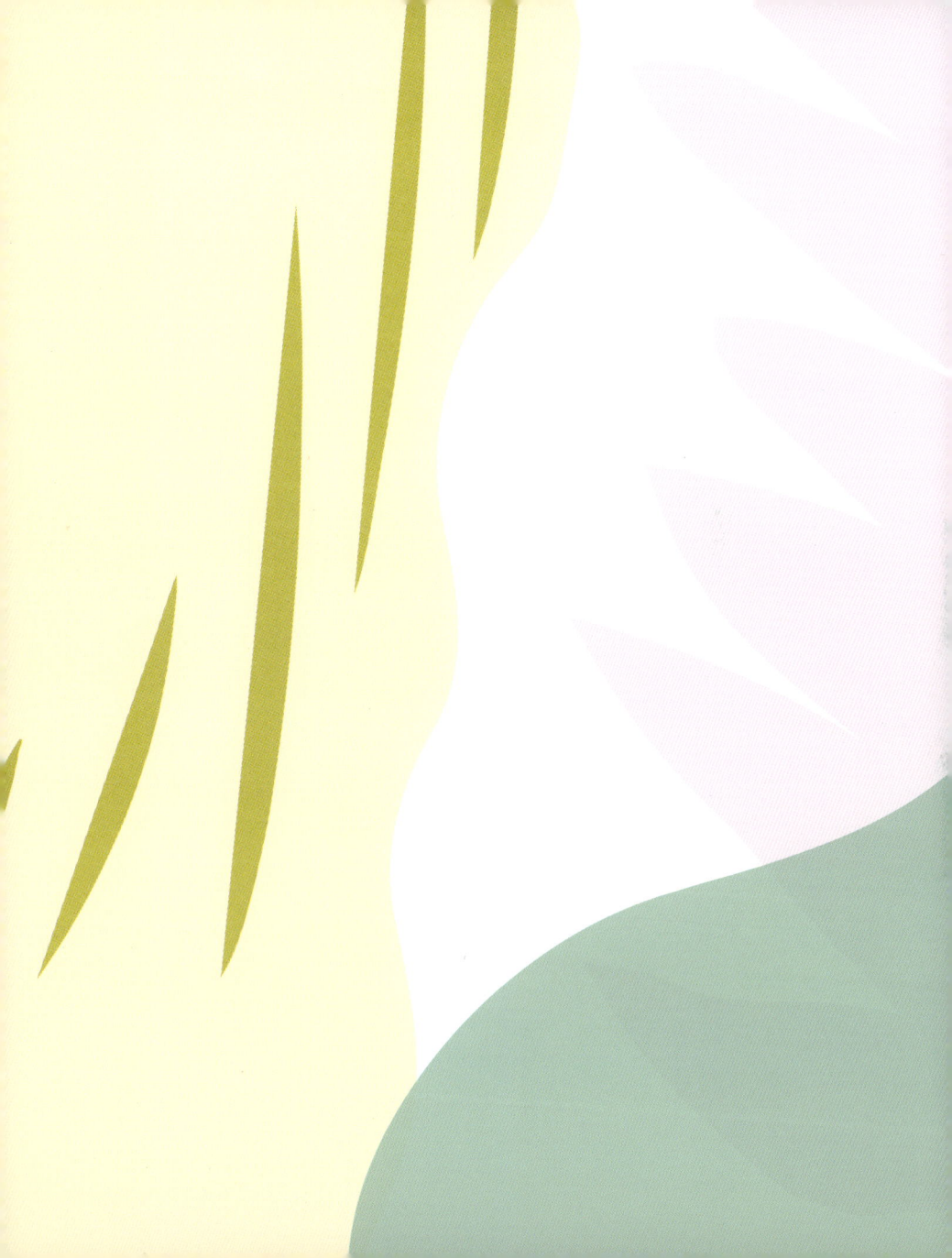

MORNING

PART 1　香草植物是日常生活的好夥伴

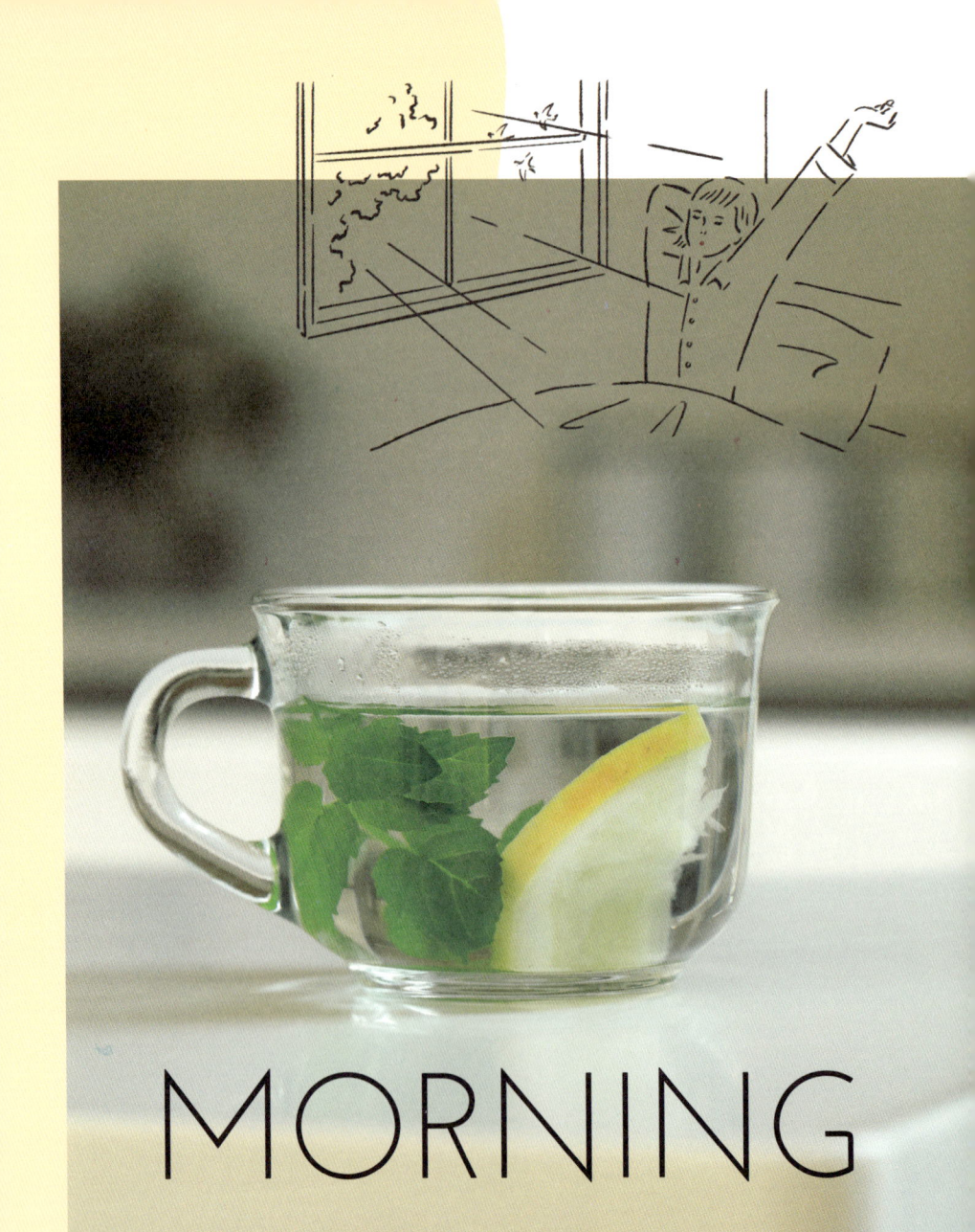

一覺醒來神清氣爽

一日之計在於晨。起床後喝杯薄荷茶,能令人感到神清氣爽。薄荷醇的清新香氣能趕走睡意,提神醒腦。薄荷有各式各樣的種類,例如不太有苦味,方便與其他香草搭配的胡椒薄荷、香氣甘甜的綠薄荷,以及香味如果實般的蘋果薄荷等等。想快速提振精神時,可以放入檸檬片,增添酸味;若心情有點鬱悶,則可加入氣味芬芳的檸檬馬鞭草。檸檬馬鞭草是有助於放鬆身心的著名香草,與胡椒薄荷的香氣也很契合。建議讀者們可根據當下的情緒與喜好來調配。

---

recipe

提神醒腦薄荷茶

材料
- 熱水 ──────────── 200ml
- 新鮮薄荷葉────── 2～3片(5cm左右)
  (乾燥薄荷為1茶匙)

作法
① 將薄荷放入茶壺內,注入熱水。
② 蓋上壺蓋悶泡3分鐘左右即可。

memo
在忙碌的早晨,也可以將帶莖薄荷葉放進耐熱杯中,直接以熱水沖泡。若感到焦慮或心神不寧時,不妨再加上檸檬馬鞭草。

使用乾燥香草植物
沖泡茶飲時,
會以「茶匙」為單位
來標示參考分量。

一般超市
就能買到新鮮薄荷。
薄荷也是適合栽種於陽台的
香草植物之一。

23

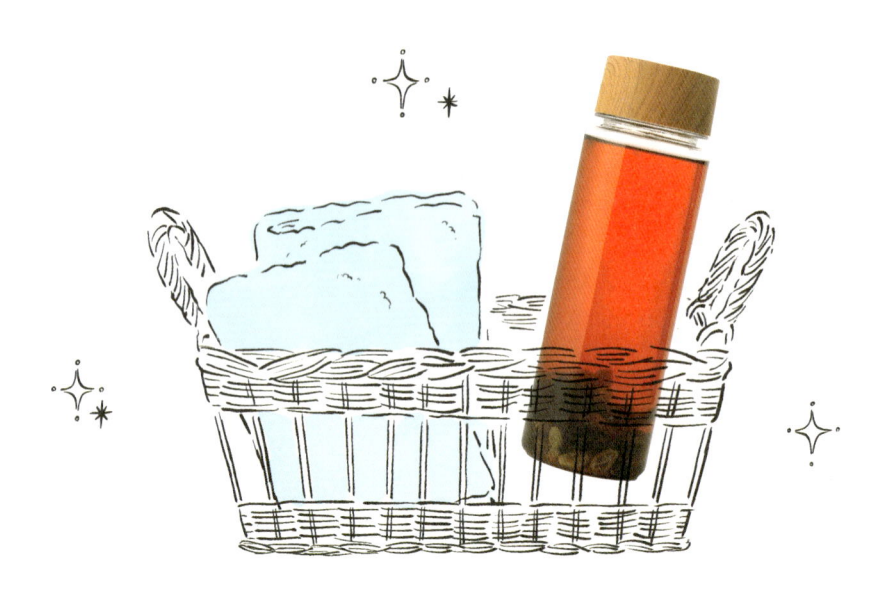

晨間慢跑最佳良伴

據悉晨間慢跑可以促進思維敏捷、提升睡眠品質。進行晨間運動時，首推能消除疲勞的「洛神花佐玫瑰果」這款王道特調花草茶。不只擁有美麗鮮紅茶色，也可當作天然的運動飲料。

含有檸檬酸，酸味強勁的洛神花，與富含維生素C的玫瑰果搭配呈現出柔順的口感，若再加入水果乾增添甜味會更好入口。以熱水沖泡，再以冰塊冷卻的冰花草茶，是慢跑過程中用來補充水分的最佳良伴。

—— recipe ——

「天然運動飲料」
冰玫瑰果洛神花茶

材料
- 熱水 ································· 100 ml
- 洛神花 ······························· 1茶匙
- 玫瑰果 ······························· 1茶匙
- 水果乾 ························· 適量（2茶匙）
  葡萄、覆盆子、蔓越莓（或其他莓果類）、蘋果、鳳梨等等
- 冰塊 ································· 適量
- 蜂蜜（依個人喜好酌量添加）

作法
① 將香草植物與水果乾放入茶壺內，注入大約100ml的熱水。
② 約莫靜置5分鐘後，於茶壺內放滿冰塊即可。

沖泡過的洛神花、玫瑰果與水果乾也能直接食用。

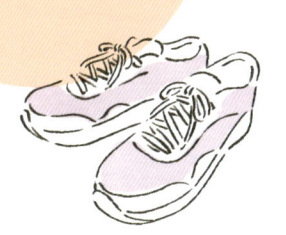

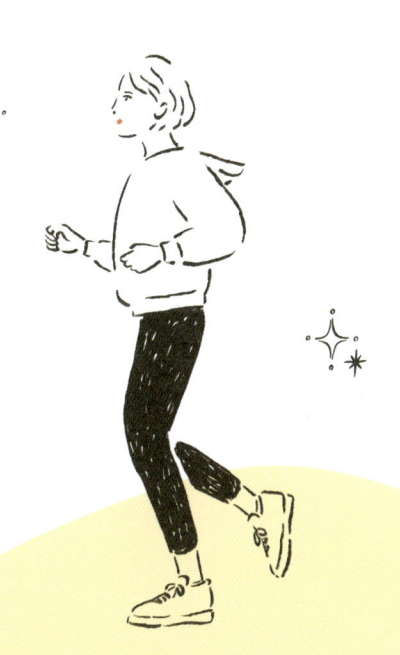

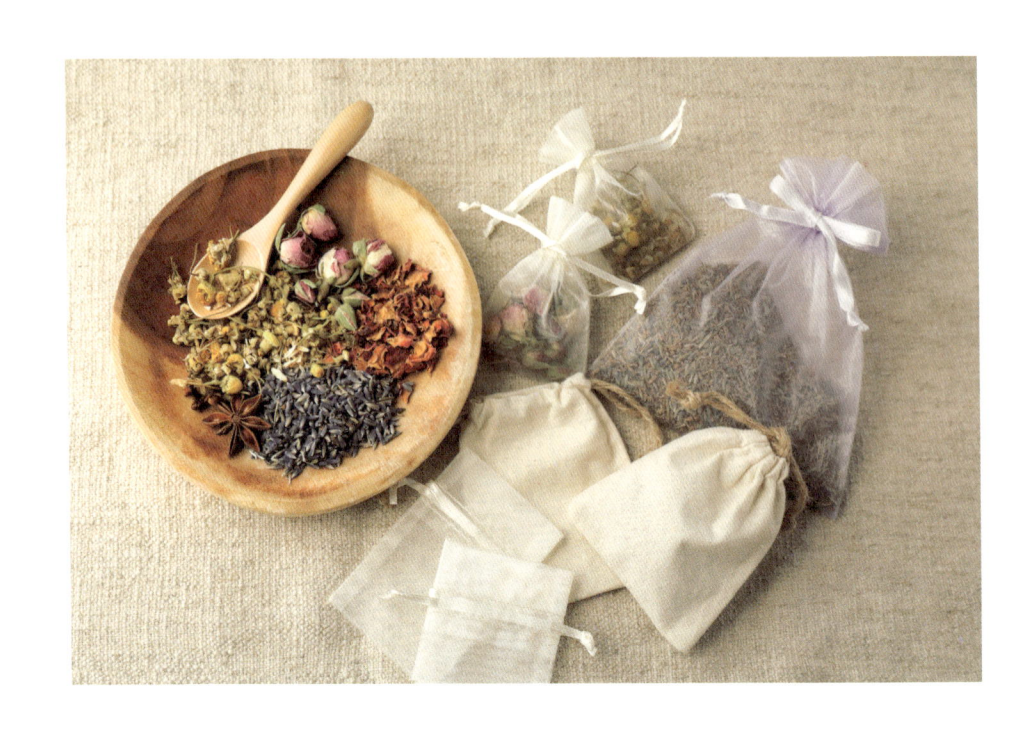

在香氣環繞的空間整理儀容

一早起來思考今日穿搭時,若能置身於香氣縈繞的環境中,想必能愉悅地拉開一天的序幕。薰衣草是具有抗菌與除臭效果的香草植物,自製香氛袋與毛巾一起收納、放進衣櫥裡,就能賦予衣物柔和的香味。也很推薦大家以自身喜愛的香草植物來製作香氛袋,除了甘甜清香的馬鬱蘭、氣味宛如蘋果的洋甘菊之外,味道辛辣具有抗菌作用的丁香也是不錯的選擇。若再加上玫瑰花蕾(玫瑰花苞),看起來會更賞心悅目。

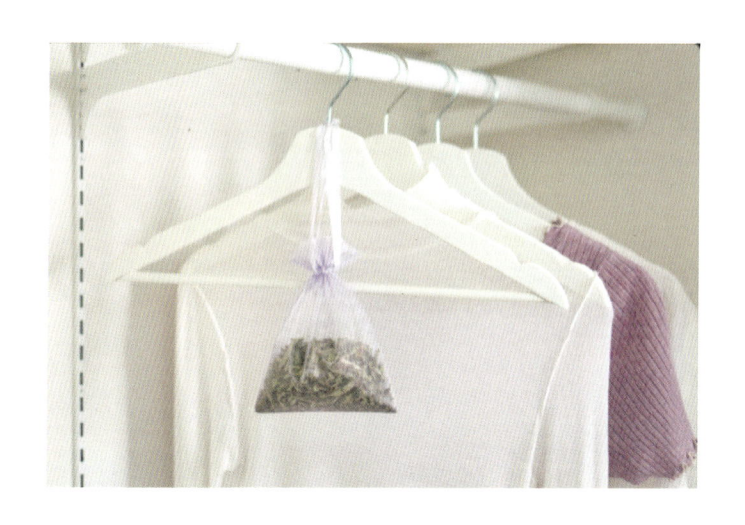

― recipe ―

散發宜人香氣的香氛袋

材料
- 歐根紗（Organdy）或布質香氛袋 ---------- 1個
- 個人喜愛的乾燥香草 ----------------- 10～15g

作法
① 調合喜愛的香草植物。
② 將調合好的香草植物放入香氛袋內。
③ 將香氛袋口綁緊即可。

易於搭配的乾燥香草植物
- 覆盆子　• 檸檬馬鞭草　• 胡椒薄荷
- 八角茴香　• 玫瑰　• 德國洋甘菊

> 若乾燥香草
> 容易掉出包裝袋，
> 也能使用縫隙較小的
> 茶包袋來作為內袋。
> （可參閱31頁的作法）

好好吃早餐補充營養

水果是很常用於早餐的食材,與香草植物一起烹煮時,不但能為料理增添香氣,還能讓風味更有深度。冷藏大約可保存兩週,可預先煮好保存,在忙碌的早晨也能輕鬆補充營養。若早上不趕時間的話,還可以做一份使用香草植物烹製的香草歐姆蛋。奶油、蛋,以及香草植物的香味會令人食指大動。巴西里、車窩草、羅勒、蝦夷蔥、蒔蘿都是能促進食慾與幫助消化的香草植物。

正確吃早餐能活化大腦,調整生理時鐘。不妨善用香草植物來搭配早餐,補充能量。

香草燉水果可以搭配優格、穀片、鬆餅,或加進紅茶裡都很美味。

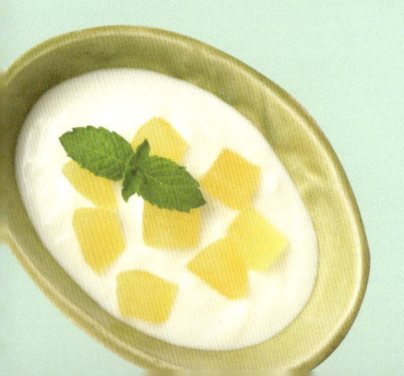

---

recipe

帶著微微花香的
玫瑰天竺葵燉蘋果

材料
- 蘋果 ································ 2顆
- 砂糖 ································ 150g
- 玫瑰天竺葵葉 ···················· 2～3片
- 水 ························· 能蓋過鍋中蘋果的量
- 檸檬汁 ····························· 1大匙

作法
① 將蘋果切成片狀。
② 將蘋果片排列於小鍋內。
③ 加入砂糖,放入玫瑰天竺葵。
④ 注入剛好可蓋過蘋果的水量,加入檸檬汁,以小火熬煮15分鐘左右。
⑤ 完成後放入冰箱保存。

風味絕佳組合
- 蘋果與玫瑰天竺葵
- 葡萄與玫瑰天竺葵
- 橘子與檸檬百里香
- 水梨與檸檬香蜂草
- 草莓與檸檬香蜂草

PART 1　香草植物是日常生活的好夥伴

recipe

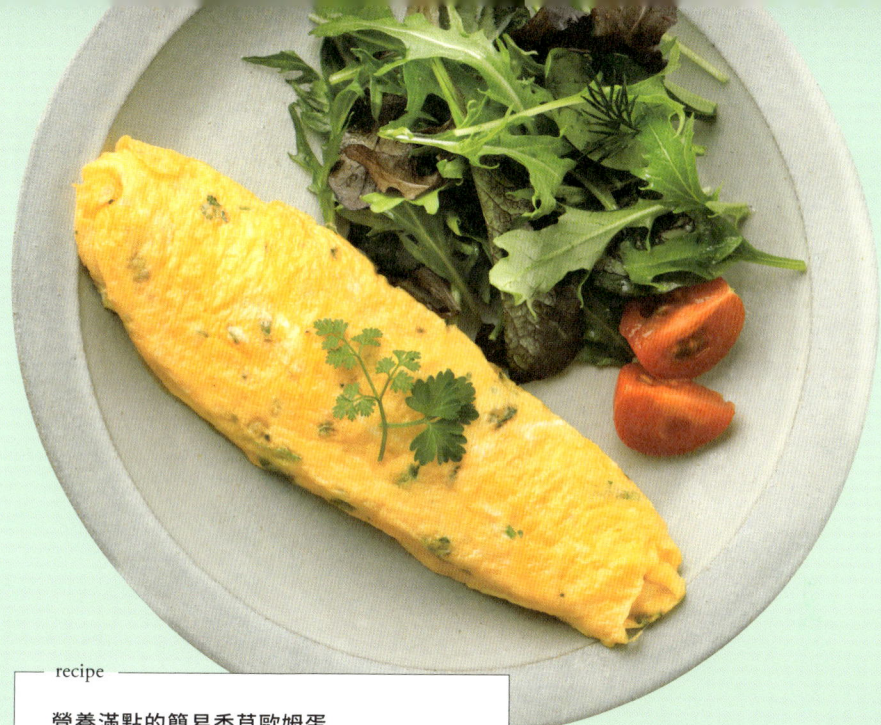

營養滿點的簡易香草歐姆蛋

材料
- 蛋 ———————————————— 2 顆
- 奶油 ——————————————— 7g
- 牛奶 ——————————————— 1 大匙
- 鹽 ———————————————— 一小撮
- 巴西里 —————————————— 2 根
- 車窩草 —————————————— 2 根

作法
① 將蛋、牛奶、鹽,以及切碎的香草植物放入調理碗中拌勻。
② 融化奶油,待平底鍋預熱完後,倒入①,以料理筷輕輕攪拌。
③ 蛋已呈半熟狀時,沿著鍋邊翻面,調整好形狀後盛盤。

也可使用這些香草植物
- 羅勒　• 蝦夷蔥　• 蒔蘿

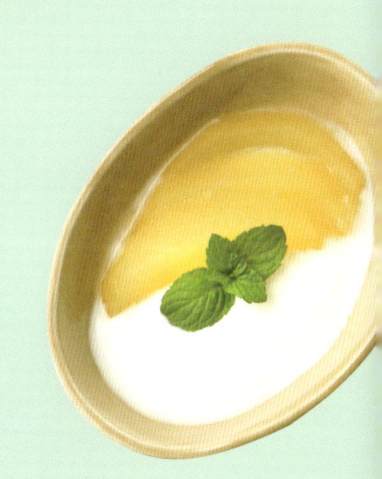

鞋子常保清香，從容出門去

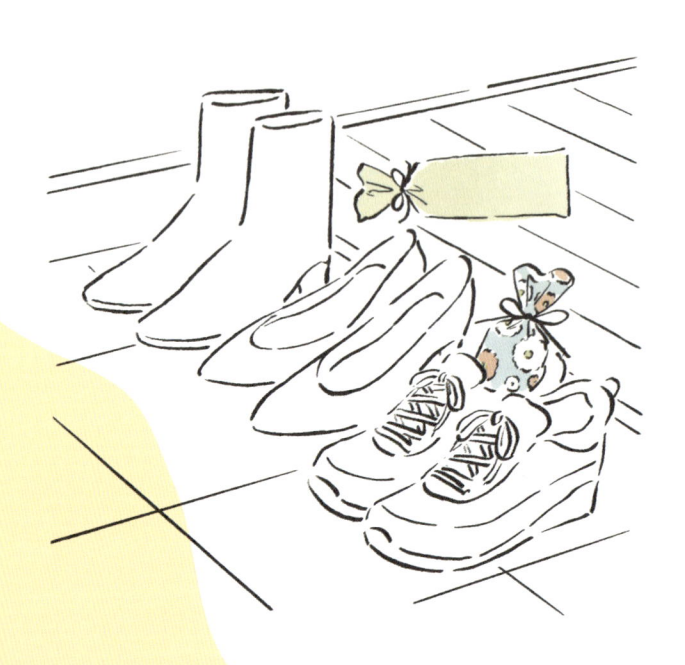

日常百搭的休閒鞋、喜愛的品牌球鞋、舒適好穿的冬靴⋯⋯愈是常穿的鞋子，有時難免會令人擔心是否有異味。像這種時候，就可以自製鞋撐來防範未然。作法如同香氛袋（27頁）般，只需以布袋包裹香草植物即可。製作時勿將香草植物直接放入布袋中，先裝進茶包袋或高湯袋內，再以布袋包覆，就能防止細碎的粉末四處散落。

次頁所推薦的乾燥香草植物皆具有抗菌作用，若再加上胡椒薄荷，就會散發出清涼的香氣。不妨借助香草植物的馨香之氣，從容自在地出門去！

PART 1　香草植物是日常生活的好夥伴　　30

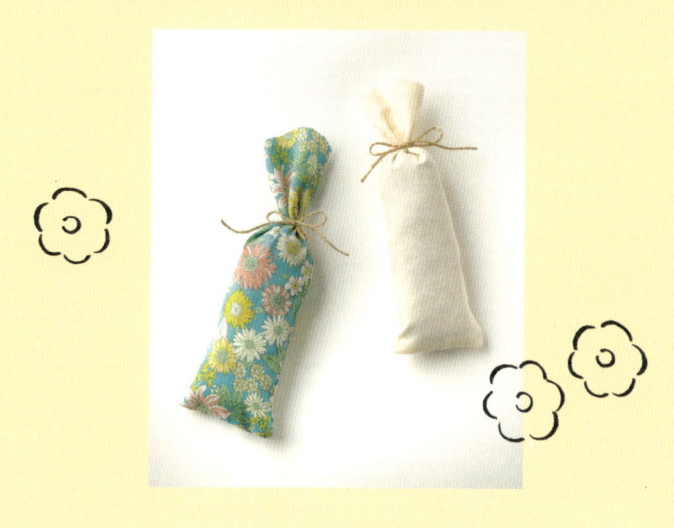

recipe

令選鞋過程更愉悅的香氛鞋撐

材料（一雙）
- 茶包袋 ··· 4個
- 布料（亦可選用市售香氛袋）···················· 17cm × 45cm
  兒童鞋則依尺碼來調整布料尺寸。
- 個人喜愛的乾燥香草、香辛料 ···················· 20g（參考值）
- 緞帶 ·· 10cm～20cm 2條
- 布用接著劑或縫紉工具

作法
① 將香草植物、香辛料裝入茶包袋。
② 將布料對折，以布用接著劑封住兩端（或縫合）。
③ 翻回正面後裝入茶包袋。
④ 以緞帶綁住開口（可用剪刀裁剪出可愛的花邊袋口）。
⑤ 放進鞋內使用。

推薦搭配香草植物與用量（參考值）
- 乾燥薰衣草 ·· 10g
- 胡椒薄荷 ·· 4g
- 百里香 ·· 3g
- 丁香 ··· 3g
- 其他 ···································· 迷迭香、牛至、檸檬草、鼠尾草等等

DAYTIME

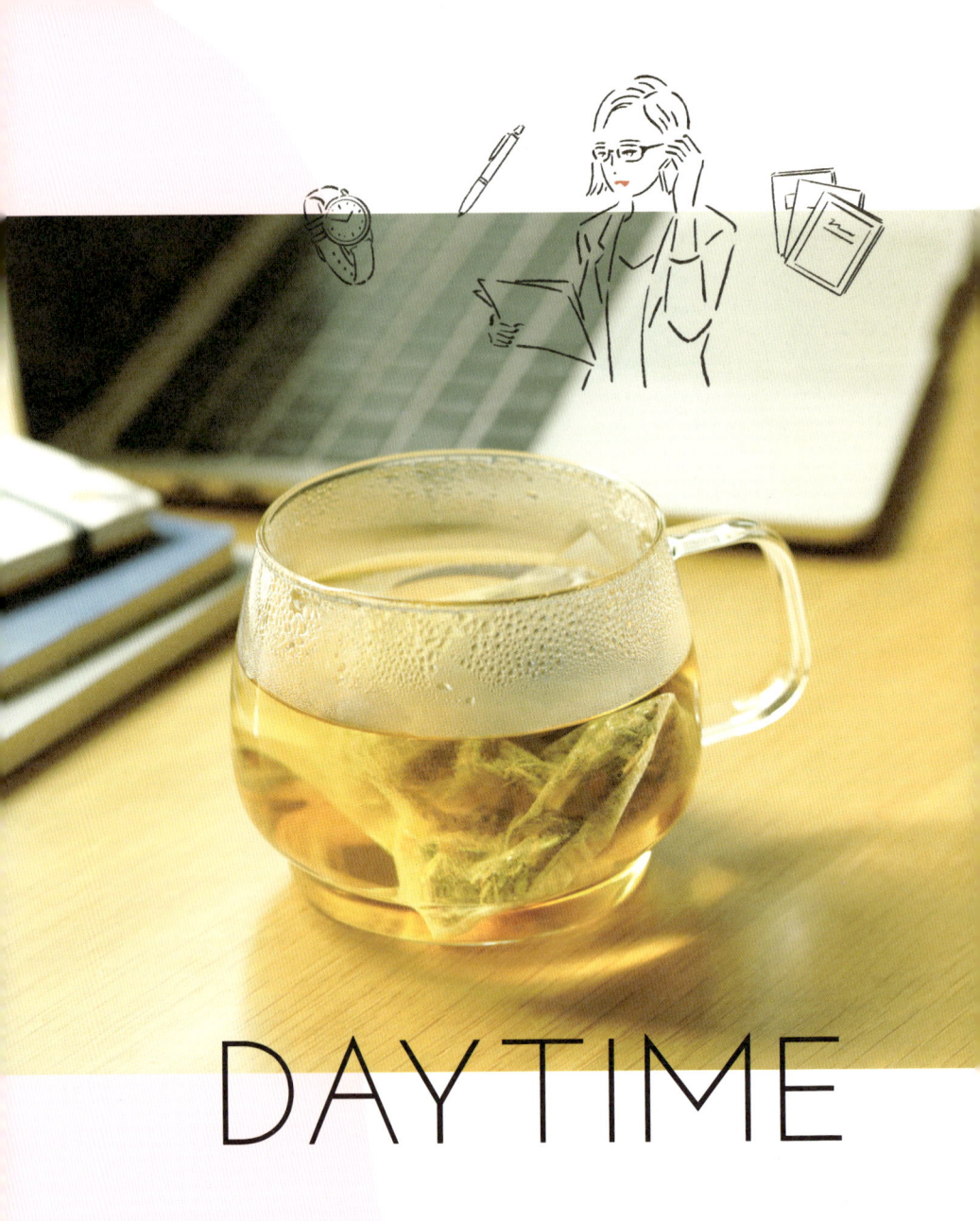

PART 1　香草植物是日常生活的好夥伴

午後提升專注力

一般咸認迷迭香是擁有益於增強記憶力的香草植物。在午餐後、下午工作或讀書時精神渙散，以及必須從事精密作業或分秒必爭時，迷迭香能為我們提升專注力。此外，它還能促進血液循環，改善體寒問題，因此若出現夏天待在冷氣房覺得冷，或寒冬手指、腳趾冷冰冰的情況時，不妨善加利用。

與含有咖啡因的紅茶做搭配，還有助於消除睡意。想轉換心情時可選用氣味清新的檸檬草，預防感冒則推薦富含維生素C的玫瑰果。

---

recipe

提升專注力花草茶

材料
- 熱水 ---------------------------------- 200ml
- 迷迭香 --------------------------------- 1/2 茶匙
  （新鮮迷迭香則為 3～4cm 枝條 1 根）
- 檸檬草 --------------------------------- 1 茶匙
- 玫瑰果 --------------------------------- 1 茶匙

作法
① 將香草植物放進茶壺，注入熱水。
② 蓋上壺蓋悶泡 5 分鐘左右即可。

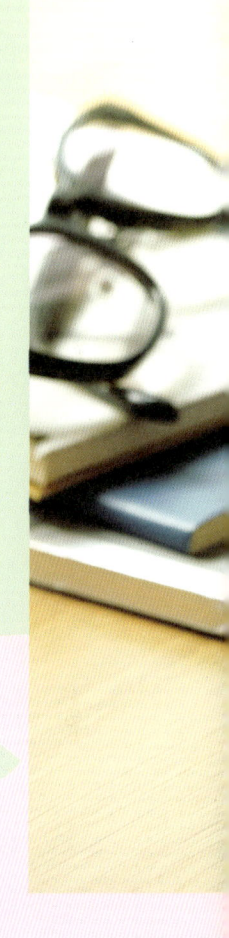

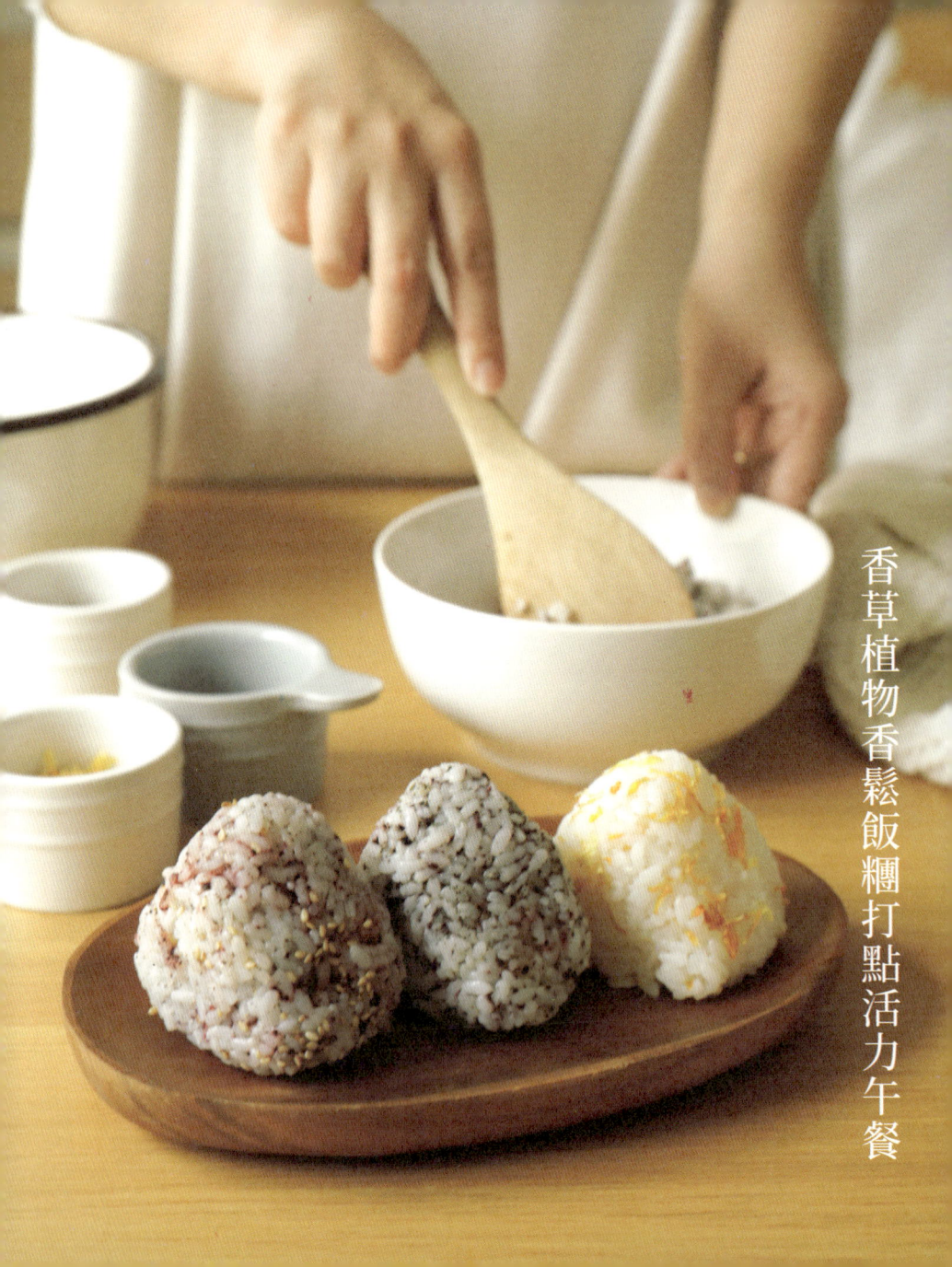

香草植物香鬆飯糰打點活力午餐

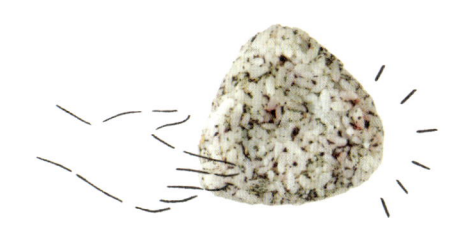

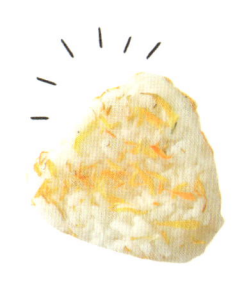

據悉香鬆是在大正時代，為補充鈣質不足而發明的配料。將香草植物切碎再加入鹽或芝麻，就能輕鬆做出香草版香鬆，可用來拌飯做成飯糰、當作煎蛋佐料、拌義大利麵，用途多多。

蕁麻常用來改善過敏問題，味道類似綠海苔；能促進新陳代謝，消除疲勞的洛神花，味道則類似醃梅子。不妨根據當天的心情，嘗試以各種材料進行組合搭配。香草飯糰賣相佳，也很適合帶便當。

---

recipe

香草香鬆飯糰

材料
- 等量的乾燥蕁麻與洛神花
- 飯⋯⋯⋯⋯⋯⋯⋯⋯⋯⋯⋯⋯⋯⋯⋯⋯適量
- 鹽巴與芝麻（少量也OK）

作法
① 先用電動研磨機等工具將體積較大的香草植物磨碎，再加入鹽巴與芝麻做成香鬆。
② 將飯與①拌勻，做成飯糰。

推薦組合
- 蕁麻＆市售紫蘇香鬆
- 牛至＆芝麻＆魩仔魚　● 洛神花＆芝麻
- 金盞花＆鹽巴

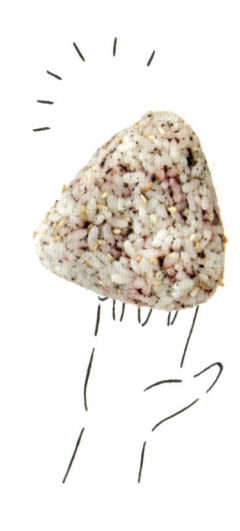

趕走睡意，提振精神

透過芬芳香氣來戰勝午餐後的睡意。裝進方便塗抹於手腕或手臂的滾珠瓶，能營造出若有似無的香味，毋須顧忌周遭目光，用起來比較沒負擔。除了氣味清新柔和的迷迭香、散發著森林沉穩香氣的檜木外，也很推薦還能預防傳染病的澳洲茶樹。質地輕盈的荷荷巴油適合用來稀釋精油，而且與各種香味百搭。不妨利用香氣來振奮精神。

recipe

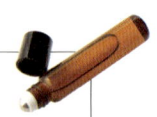

提神醒腦滾珠瓶

材料
- 荷荷巴油 ———————— 10ml
- 個人喜愛的精油 ————— 0.1ml（2滴）
- 滾珠瓶 ————————— 1支（10ml）

推薦精油
- 迷迭香　・檜木　・澳洲茶樹
- 胡椒薄荷　・尤加利

作法
① 將一半的荷荷巴油倒入滾珠瓶中，加入精油並充分搖勻。
② 再加入剩餘的荷荷巴油即可。

噴霧型容器有時會因為顧慮周遭而令人不敢使用，滾珠瓶則沒有這個問題，可以不動聲色地悄悄塗抹於手腕內側等處，隨時享受宜人香味。

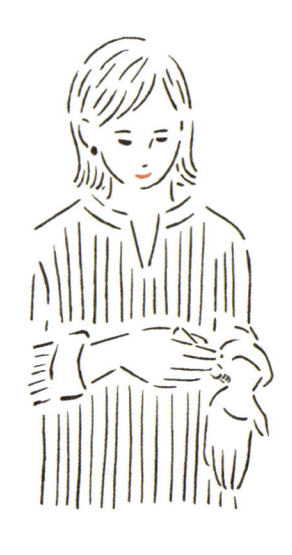

PART 1　香草植物是日常生活的好夥伴

把握午後時光，繼續衝刺

面對重要行程或不容失敗的工作時，想保持最佳狀態全力以赴乃人之常情。在如此關鍵的時刻，若感到不舒服或靜不下心來，建議飲用洋甘菊胡椒薄荷熱茶來化解危機。

洋甘菊是能舒緩各種不適症狀的香草植物，例如頭痛、腰痛、因緊張引起的腹痛或手腳冰冷、生理痛等等。它能緩解緊張的情緒，減輕疼痛。胡椒薄荷也有助於安撫緊繃的神經，薄荷醇則具有令心情舒暢愉悅的效果。

> 若在午後昏昏欲睡時飲用舒緩的洋甘菊茶，可能會太過放鬆而無法集中精神，因此要注意飲用時的狀態。

---

recipe

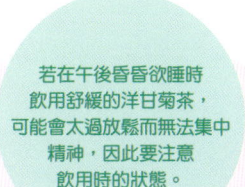

有幹勁但情緒緊繃時
適合飲用洋甘菊胡椒薄荷茶

材料
- 熱水 ———————————— 200ml
- 德國洋甘菊 ———————— 1茶匙
- 胡椒薄荷 ———————— 1/2茶匙

（新鮮胡椒薄荷為帶莖約5cm長3根）

作法
① 將香草植物放入茶壺，注入熱水。
② 蓋上壺蓋悶泡3分鐘左右即可。

預防感染
同時享受香氣

選用喜愛的香氣調製而成的口罩噴霧，在預防感染的同時，還能讓人戴上口罩後仍保有笑容。無論是提不起勁的早晨、疲憊乏力的傍晚、抱著重物踏上歸途的夜晚，都能透過輕盈飄散的香氣來撫慰身心。

recipe

清爽舒適口罩噴霧

材料
- 無水酒精 ……… 2ml
- 純淨水 ……… 18ml
- 精油 ……… 0.1ml（2滴）
- 噴霧瓶 ……… 1支（20ml）

作法
① 將無水酒精與精油倒入噴霧瓶中，充分搖勻。
② 加進純淨水後再充分搖勻即可。

推薦精油
- 香檸檬
- 甜橙
- 薰衣草
- 胡椒薄荷

※以純淨水手工製作的噴霧，請存放於冰箱等陰涼處，並盡量在1個月內使用完畢。

充分搖晃瓶身後，噴往口罩外側，稍微甩乾後再配戴。

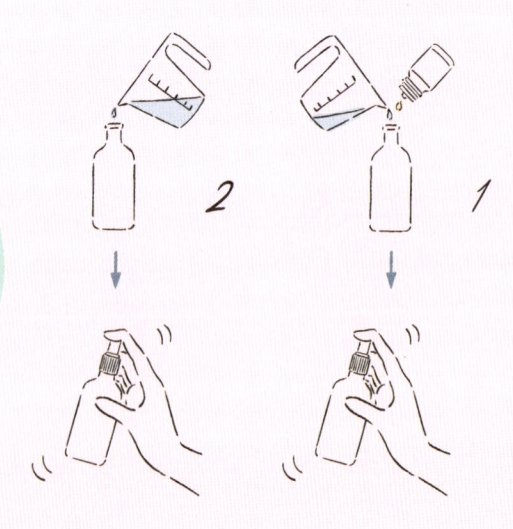

PART 1　香草植物是日常生活的好夥伴

recipe

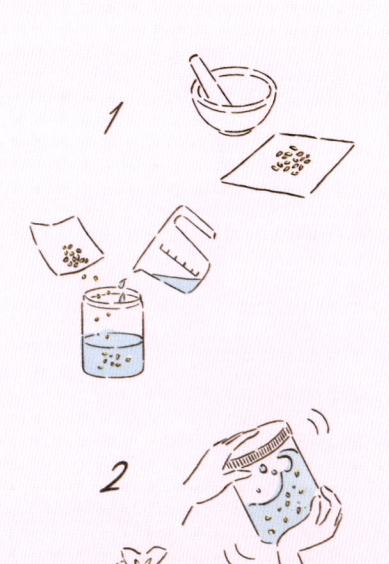

**溫和不傷手的
洋甘菊菩提花乾洗手液**（30ml 2瓶）

材料
- 藥用酒精 ———————————— 約60ml
- 德國洋甘菊 ———————————— 1g
- 菩提花 ———————————— 1g
- 噴霧瓶 ———————————— 2支（30ml）

作法
① 以研磨缽或菜刀等工具將香草植物搗碎，接著與藥用酒精一同裝入玻璃廣口瓶。調整藥用酒精量，務必蓋過香草植物。在玻璃瓶身貼上標籤，註明調配日期與植物種類。
② 一天一次搖晃玻璃瓶，常溫保存2週。2週後利用濾油紙或紗布過濾香草碎渣，再裝入噴霧瓶。
※ 請根據所使用的噴霧瓶與玻璃瓶等容器大小，來調整藥用酒精量。

想防範傳染病或在外面無法立刻洗手時，例如在公園野餐時，乾洗手液就能派上用場。以香草植物調製乾洗手液，不但能避免酒精傷手，消毒效果也不會打折。輕輕噴在手上，心情也會隨著柔和甜美的香氣變美麗。

藥用酒精在藥局就能買到，酒精濃度為76.9～81.4%。若濃度超過此範圍會立刻蒸發，並不適合用來消毒，而且會對皮膚造成強烈刺激，還請留意。

以迷迭香來舒緩工作
與操持家務的疲勞

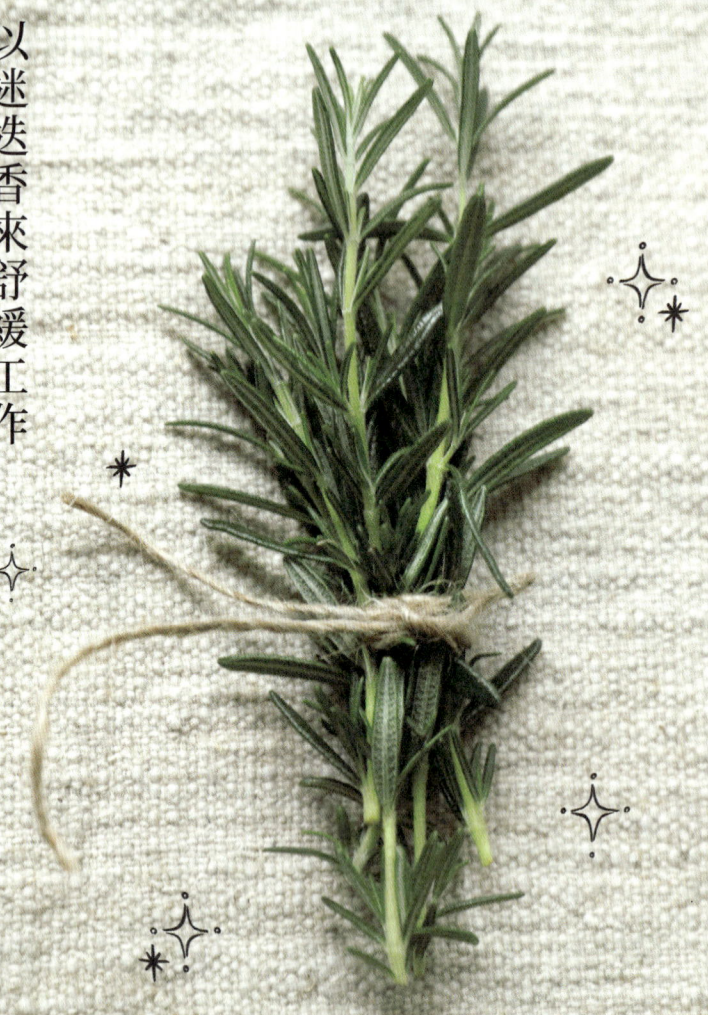

recipe

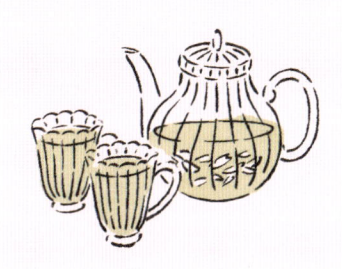

獻給忙碌不停歇者的
預防肩頸僵硬花草茶

材料
- 熱水 ———————————— 200ml
- 迷迭香 ———————————— 1 茶匙
  （新鮮迷迭香為 4～5cm 長 1 根）
- 檸檬草 ———————————— 2 茶匙

作法
① 將香草植物放進茶壺，注入熱水。
② 蓋上壺蓋悶泡 3 分鐘左右即可。

recipe

促進血液循環的
迷迭香精華油

材料
- 荷荷巴油 ———————————— 30ml
- 迷迭香精油 ———— 0.3ml（6滴）
- 避光瓶

作法
將荷荷巴油與精油倒入避光瓶，蓋上瓶蓋充分搖勻。

精華油使用注意事項

① 為避免造成肌膚不適，精油濃度勿超過 1%。
② 光線照射會加速精油變質，請以避光瓶保存。

據悉迷迭香能促進血液循環、活化腦力，是很適合日常使用的香草植物。

有肩頸僵硬或手腳冰冷問題者，尤其推薦以迷迭香製成的精華油，具有舒緩疼痛與肌肉緊繃的功效，在工作或家務空檔時，可以塗抹在脖子、肩膀、手腳等痠痛部位並予以按摩。只不過，有高血壓症狀者還請慎用迷迭香精油。

持續飲用迷迭香茶，也有助於改善肩頸僵硬。若覺得味道過於濃烈，搭配檸檬草就能調合成清新的柑橘調香味。不妨發揮巧思調配出喜愛的風味。

41

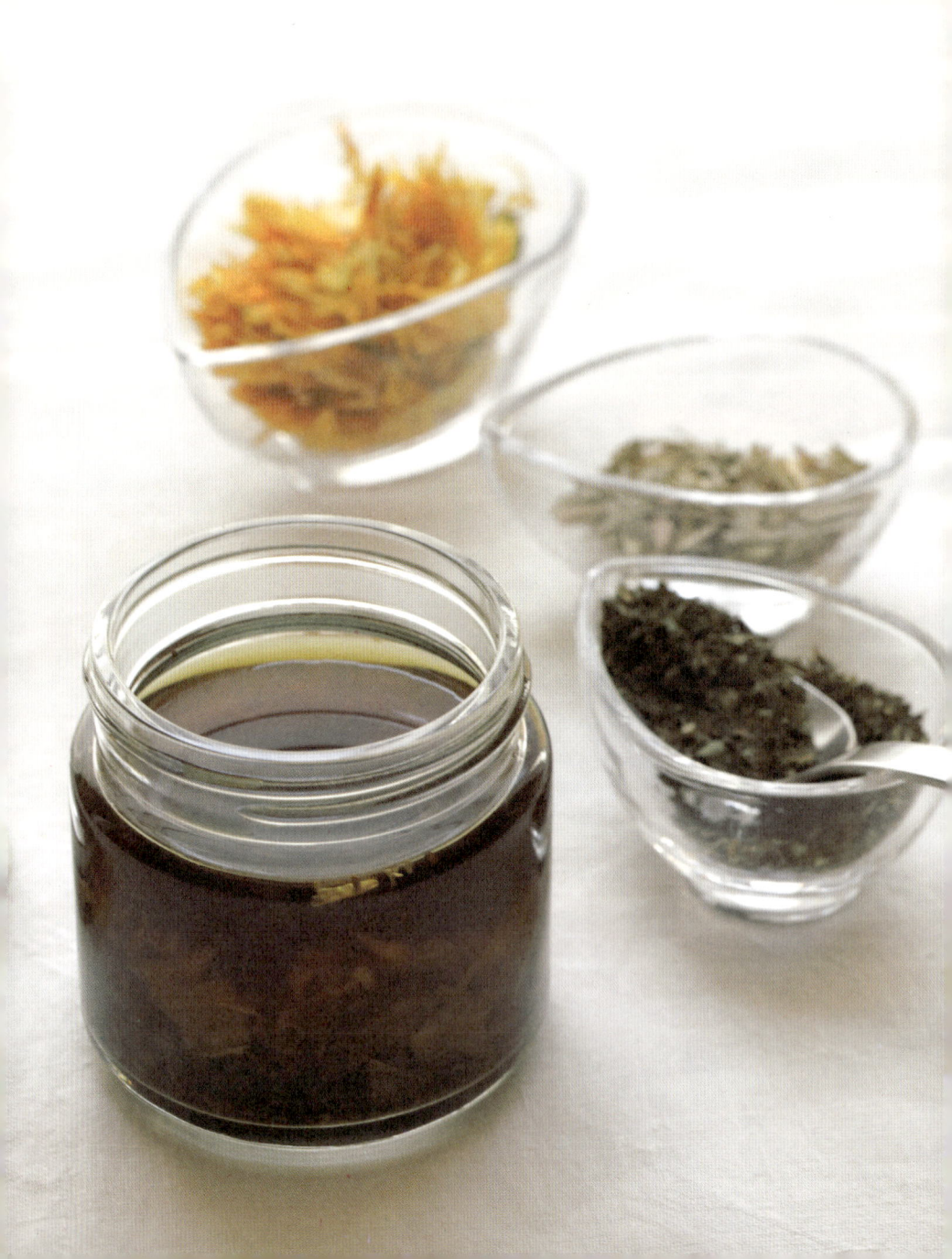

重要行程前確保口氣清新

利用酒精萃取香草植物成分的溶液稱之為酊劑（tincture）。酊劑能長期保存，適合大量製作備用，可分裝成小瓶隨身攜帶，出門在外使用時便相當方便。臨時有約或重要行程前想預防口中氣味，就可以在漱口杯中滴幾滴酊劑來漱口。沒時間刷牙或下午想提振精神時也可以使用。

本篇所介紹的配方，除了胡椒薄荷的沁涼感與檸檬草的柑橘調香氣有助於轉換心情外，還能藉由金盞花達到抗菌功效。

recipe

常保口氣清新漱口液

材料
- 伏特加（酒精濃度40%以上的蒸餾酒）……… 100ml
- 胡椒薄荷 …………………………………………… 2g
- 檸檬草 ……………………………………………… 2g
- 金盞花 ……………………………………………… 1g
- 玻璃廣口瓶 ………………………………… 1個（200ml）
- 避光滴管瓶（方便使用）

作法
1. 將伏特加與香草植物裝入玻璃廣口瓶，以攪拌棒等工具拌勻。若浸泡液未完全蓋過香草植物，則再倒入伏特加。
2. 在玻璃瓶身貼上標籤，註明調配日期與植物種類。
3. 一天一次搖晃玻璃瓶，常溫保存2週。2週後利用濾油紙或紗布過濾香草碎渣。
4. 裝入避光滴管瓶，存放於冰箱等陰暗處（約可保存1年）。

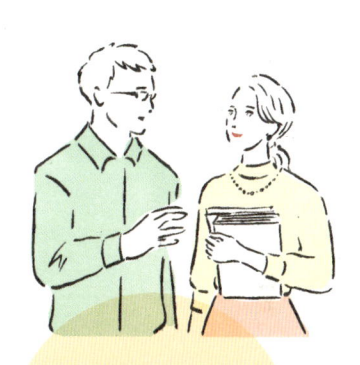

注意事項
為了防止萃取液接觸到光線而變質，請以避光瓶保存。

NIGHT

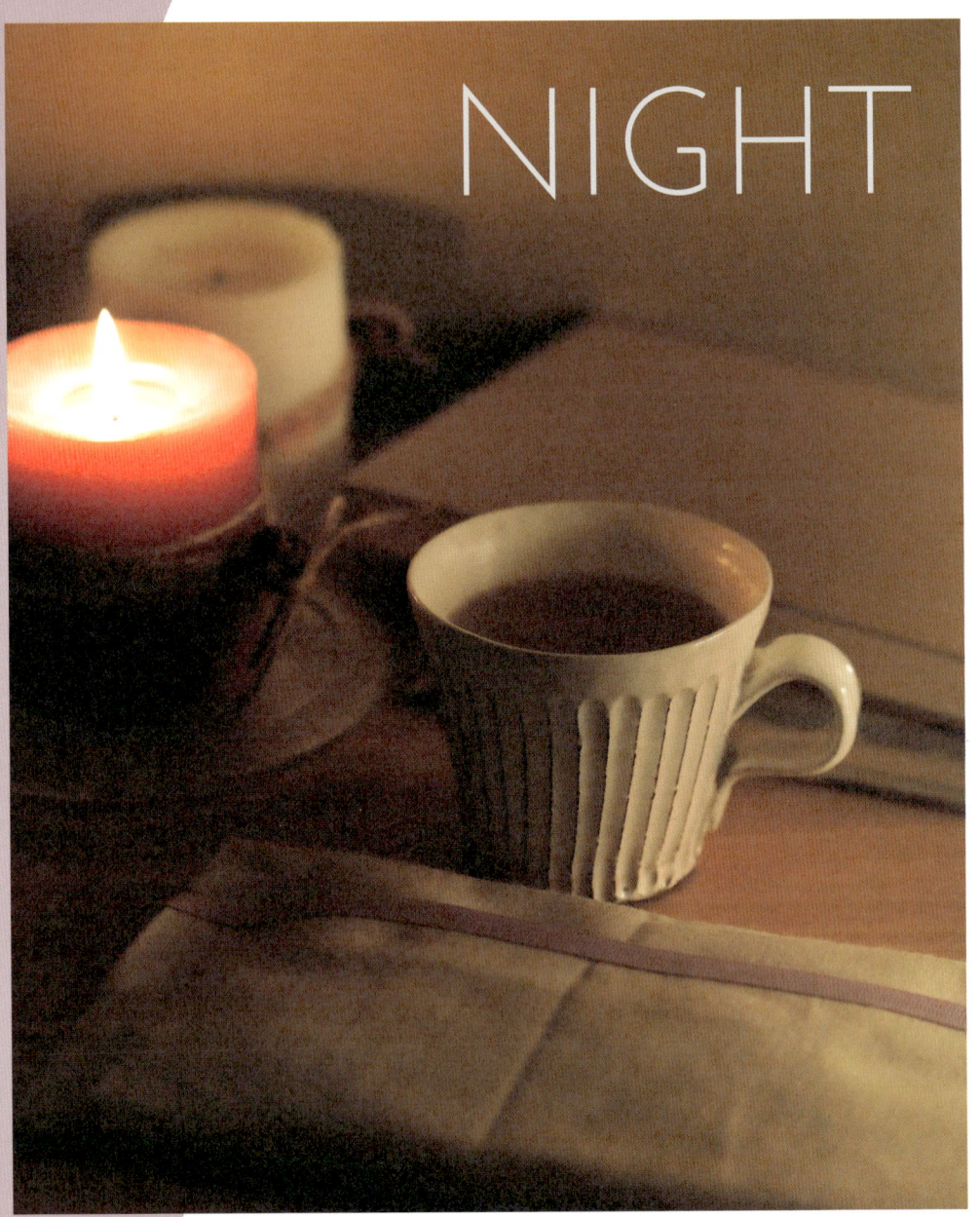

PART 1　香草植物是日常生活的好夥伴

安穩進入夢鄉

在難以成眠的時候，不妨將香草植物放入浴缸中泡澡，或飲用花草茶來溫暖身體。薰衣草自古以來就被當成藥草使用，對於減輕焦慮與改善失眠十分有效。香草植物枕所散發的香氣能令人身心放鬆，有助於安穩入睡。

recipe

一夜好眠香草枕

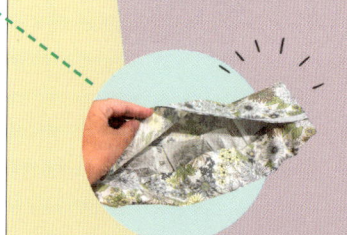

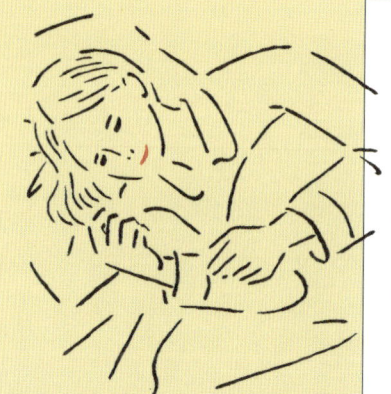

材料
- 薰衣草 ─────── 15g（參考值）
- 茶包袋 ─────── 3個
- 布料 ──────── 33cm × 20cm
- 布用接著劑或縫紉工具
- 裝飾用緞帶 ─────── 30cm

作法
① 將薰衣草裝入茶包袋。
② 將布料長邊橫放，往下折 1/3 作為內側。以布用接著劑固定或以針線縫合。
③ 翻面後，將用來作為封口處的前方布料往內折，再以布用接著劑等工具固定兩端，放入茶包袋。
④ 將緞帶綁在封口處就大功告成（裝飾用，看起來會更可愛）。
放入枕頭與枕頭套間使用。

recipe

沉浸於靜謐的薰香時光

材料
- 熱水 ─────────────── 200ml
- 耐熱容器（玻璃容器等）
- 個人喜好的精油 0.05ml～0.15ml（1～3滴）

推薦精油
- 橙花

作法
① 將熱水注入耐熱容器。
② 最多加入3滴精油。一次加一滴，香味不夠時再增加到3滴。

吃太飽時的救星，桑葉

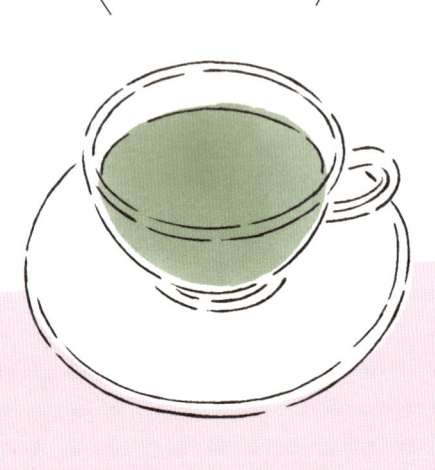

\ 搭配綠茶 /

約莫於800年前，榮西禪師於《喫茶養生記》中提到了茶樹與桑樹（果實為桑椹）對健康的功效。當時他就針對（如今所謂的）糖尿病等疾病患者推廣桑粥與桑茶，並寫下具體用法。

在餐前與用餐中飲用桑葉茶，能抑制餐後血糖上升。若覺得桑葉有個獨特的味道，不妨與綠茶或焙茶做搭配。有腹部肥胖困擾的人，持續飲用1、2個月後，說不能會覺得瘦肚子很有感。

桑葉也因為健胃整腸作用而聞名，有些人表示固定攝取後腸胃問題獲得改善、皮膚也變得更好。

PART 1　香草植物是日常生活的好夥伴

\ 單飲桑葉茶 /

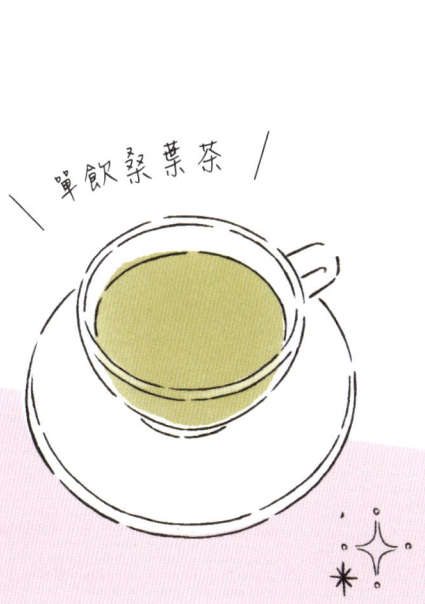

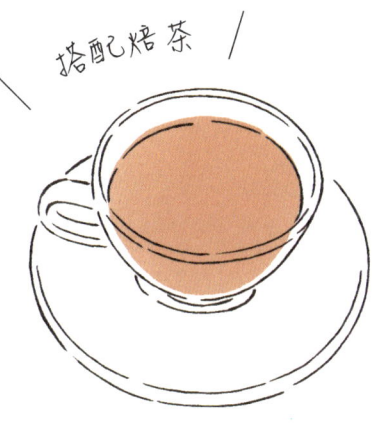

\ 搭配焙茶 /

搭配中菜飲用時，可以烘烤過的桑葉加茉莉花茶調配製作。不妨根據當日餐點內容組合搭配。

recipe

降血糖桑葉茶（A：搭配綠茶、B：搭配焙茶）

材料A
- 熱水 ———————————— 200ml
- 桑葉（未經烘烤的葉片）———— 1茶匙
- 綠茶 ———————————— 1茶匙

材料B
- 熱水 ———————————— 200ml
- 桑葉（經過烘烤的葉片）———— 1茶匙
- 焙茶 ———————————— 1茶匙

作法 材料A與材料B的作法相同
① 將茶葉與桑葉裝入茶壺，注入熱水。
② 蓋上壺蓋悶泡3分鐘左右即可。

飲酒過量時的顧腸胃好物

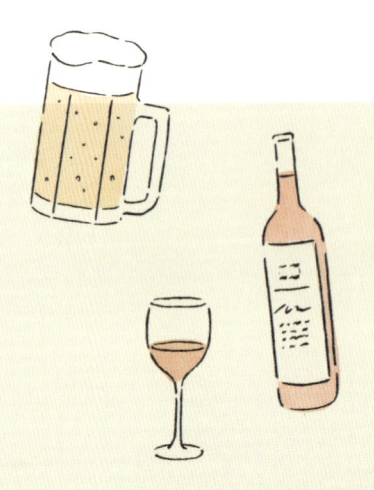

recipe

健胃整腸香草茶

材料
- 熱水 ———————————— 200ml
- 蒲公英 ——————————— 1茶匙
- 檸檬草 ——————————— 1茶匙
- 德國洋甘菊 —————————— 1茶匙

作法
① 將香草植物裝入茶壺，注入熱水。
② 蓋上壺蓋悶泡5分鐘左右即可。

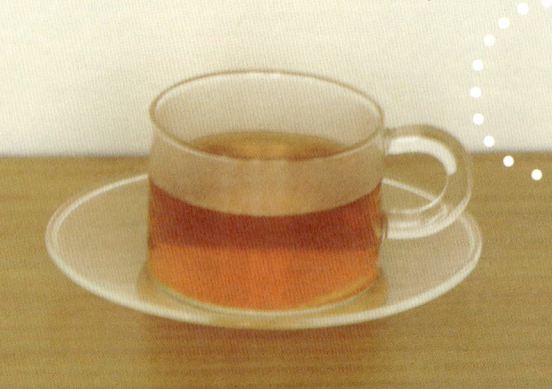

蒲公英擁有獨特苦味，是能強健肝臟、改善便祕的香草植物。以烘烤過的蒲公英根沖泡的「蒲公英咖啡」，是很有人氣的無咖啡因茶飲。不僅可在咖啡館見到其身影，甚至連婦產科也有販售。

香氣甘甜的德國洋甘菊，具有修復胃黏膜、抑制發炎的作用。檸檬草也能顧胃，促進腸道蠕動排氣。將這三種植物搭配在一起，不但健胃整腸的效果加乘，口感也會變得清爽柔和。想保養腸胃時就可以泡來飲用。

recipe

無咖啡因好安心的蒲公英咖啡

材料
- 熱水 ──────── 200ml
- 蒲公英 ──────── 3茶匙

作法
① 將蒲公英裝入茶壺，注入熱水。
② 蓋上壺蓋悶泡5分鐘左右即可。

使用電動研磨機等工具將蒲公英磨碎，可以滴漏方式沖泡，或加入熱牛奶做成拿鐵咖啡風。

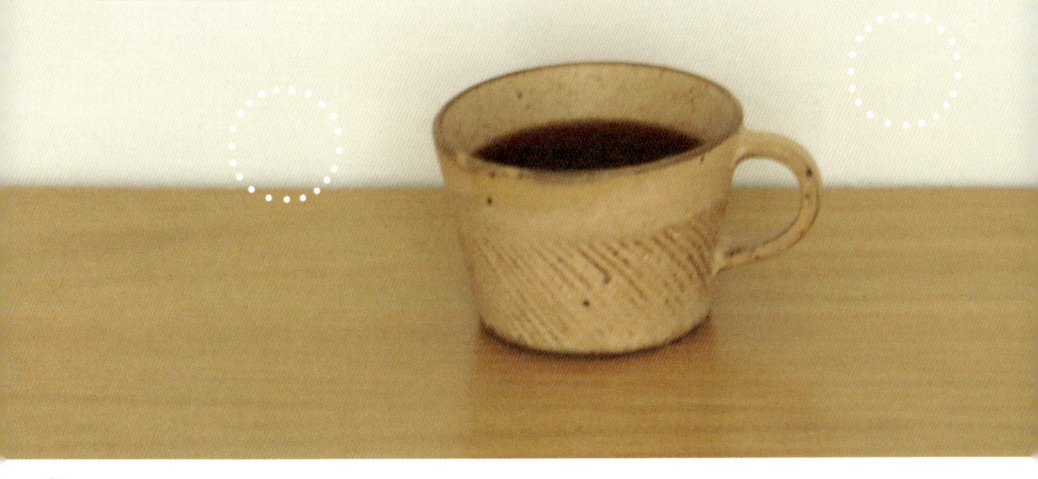

無比快活的香草浴時光

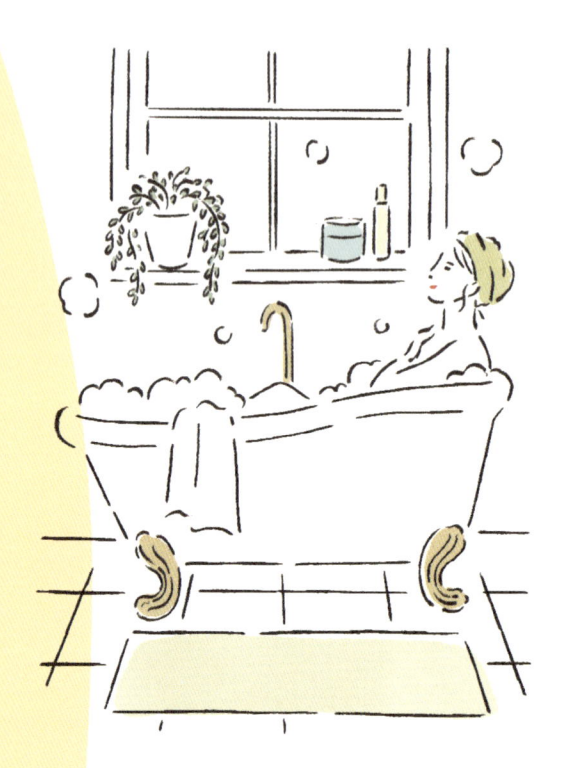

將香草植物製作成泡澡包，或在熱水中放入幾根新鮮香草，就能輕鬆享受香草浴。泡香草浴能促進血液循環、溫暖身體，有效紓解疲勞。泡完澡從浴缸起身時，植物的香氣成分會隨著熱氣一起飄散，在柔和香氛的包圍下，身心都能獲得放鬆。

若想預防肌膚不適、汗皰疹、痘痘等症狀，則可再追加以熱水煮過的乾燥香草萃取液。有些香草植物除了能抑制發炎外，還具有保濕或抗菌等作用。變得溫熱的皮膚，吸收力會比較好，因此也能達到護膚功效。

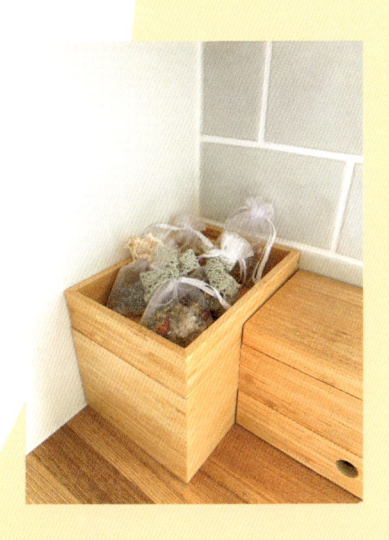

recipe

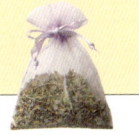

香氛紓壓泡澡包

材料
- 香氛袋等（歐根紗或紗布類較方便使用）
- 薰衣草 ───────── 1大匙
- 檸檬馬鞭草 ───────── 1/2大匙
- 研磨缽
- 研磨棒
- 天然鹽・粗鹽（依個人喜好）─ 1大匙

作法
① 將乾燥薰衣草、檸檬馬鞭草放入研磨缽內，以研磨棒磨碎（多這一道步驟能讓香味更濃郁）。
② 將磨碎的香草植物裝入香氛袋內即可（亦可一併加入天然鹽）。

recipe

呵護肌膚的香草泡澡包

材料
- 德國洋甘菊 ───────── 2大匙
- 金盞花 ───────── 2大匙
- 馬尾草 ───────── 1大匙
- 水 ───────── 500ml
- 高湯袋 ───────── 1個

作法
① 將香草植物裝入高湯袋內。
② 小鍋內放入水與高湯袋，點火加熱。
③ 水滾後熄火，蓋上鍋蓋悶蒸10分鐘。
④ 取出高湯袋，將釋放出香草植物精華成分的鍋中熱水倒入浴缸內。

若有新鮮天竺葵，可以用來妝點在熱水中，視覺效果會更繽紛。

浴後按摩消除一整天的疲勞

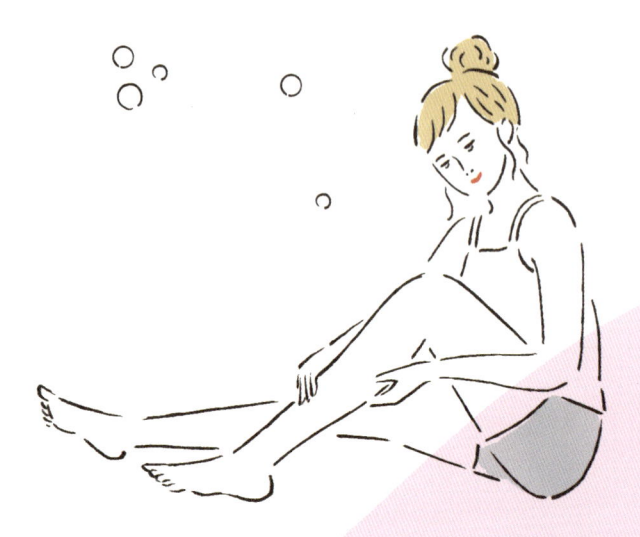

洗完澡後進行按摩，不僅能保養肌膚，還可緩解肌肉緊繃，促使情緒穩定。花一點時間按摩紓壓，能幫助入睡，對身心皆有所助益，是很值得力行的養生法。

浸泡油是指，利用植物油等油脂，主要萃取出香草植物脂溶性成分物質。除了做成按摩用的精華油外，還可以混合蜜蠟製成護手霜、軟膏，用途相當廣泛。

聖約翰草的一大特色為紅色素會溶解於浸泡油中，其成分不但能修復傷口與燒燙傷，對於筋骨痠痛也有效果。不妨使用聖約翰草油，一邊感受香氣，輕緩地按摩，幫助肌膚吸收有益成分。也很推薦添加具有放鬆身心功效的檸檬馬鞭草，相

recipe

寵愛自己，呵護身心的聖約翰草浸泡油

材料
- 聖約翰草：檸檬馬鞭草（參考比例為3：1）
- 植物油 ………………………………………………………… 110ml
  （非食用的夏威夷果油、橄欖油等）
- 瓶子 ……………………………………………………………… 200ml
- 避光瓶（可裝按壓頭）………………………………………… 110ml
- 按壓頭 ……………………………………………………………… 1支

作法
① 將植物油倒入瓶中，再加進香草植物後充分攪拌。在避免超出植物油的範圍內，裝滿香草植物。
② 蓋上瓶蓋浸泡2週左右，並以常溫保存。在這段期間一天須搖晃瓶子一次。
③ 2週後利用濾油紙或紗布過濾香草植物。
④ 將③分裝至尖嘴瓶或按壓式避光瓶等容器。

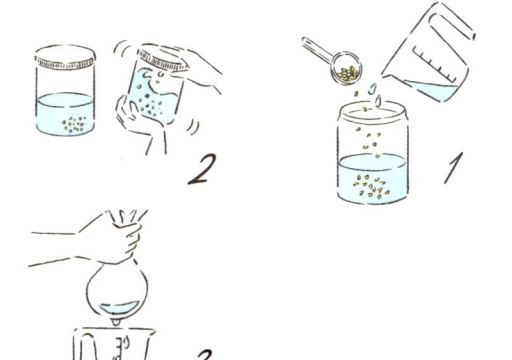

請在三個月內使用完畢。

信一定能令人的情緒更為安穩。請在商店確認用來作為基底的植物油香味是否符合個人喜好再購買。

人往往會因為忙碌而無暇顧及自我保養的時間，事先安排好每週固定於哪幾天進行按摩，也是不錯的做法。

※聖約翰草具光敏性，若在白天紫外線強烈時塗抹後外出，可能引起發炎症狀，使用時需多留意。

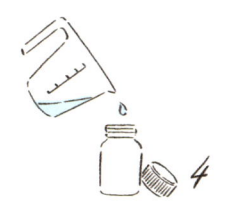

助人一夜好眠的洋甘菊

德國洋甘菊是小寶寶也能用的著名香草植物。它能緩解胃部不適、生理痛、手腳冰冷等問題,還能在心浮氣躁難以入睡時,令情緒穩定下來。洋甘菊茶擁有輕盈甘甜的香氣,添加

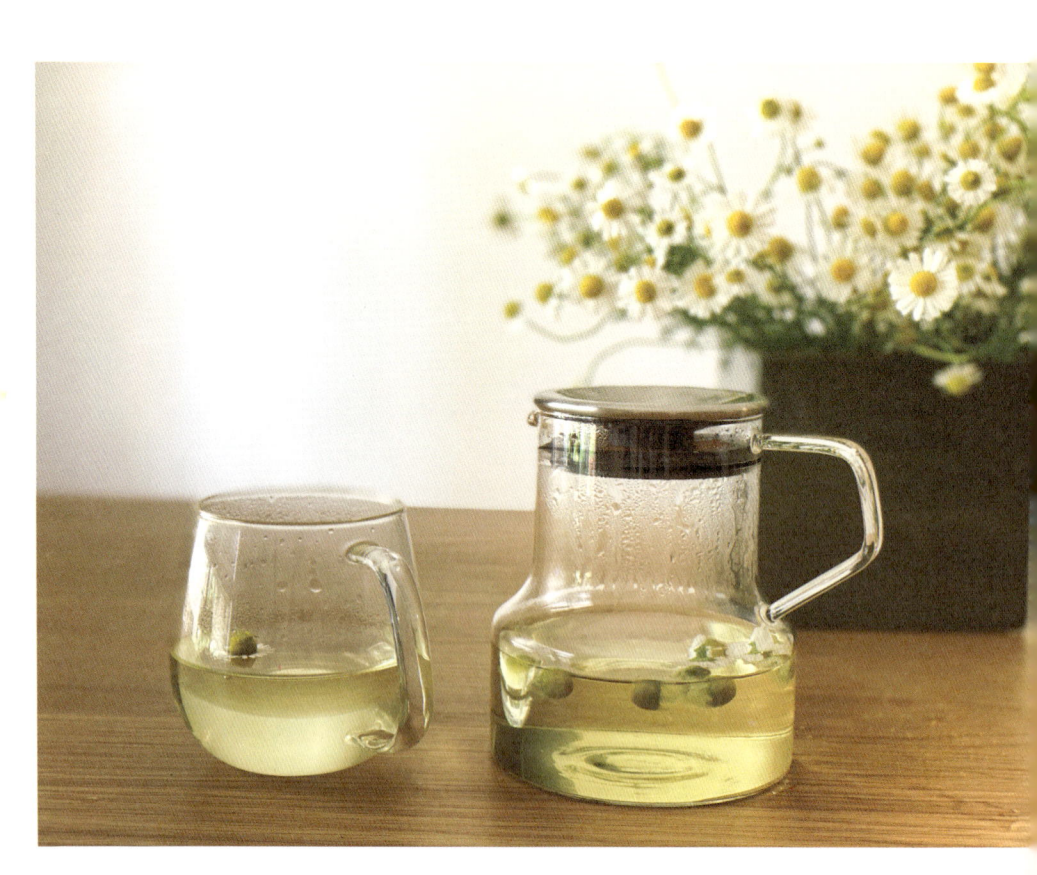

蜂蜜的洋甘菊奶茶也很受到小朋友喜愛（請勿讓未滿一歲的嬰幼兒食用蜂蜜），是能用來照顧全家人，適合常備的香草植物之一。

除此之外，西番蓮也是能穩定情緒的著名香草植物。建議與香氣宜人，具有紓壓功效的檸檬馬鞭草做搭配。兩者相當對味，喝起來會更順口。

---

recipe

在睡不著的夜裡來杯安眠花草茶

材料
- 熱水 ························· 200ml
- 西番蓮 ························ 1 茶匙
- 檸檬馬鞭草 ···················· 1 茶匙

作法
① 將香草植物裝入茶壺，注入熱水。
② 蓋上壺蓋悶泡 3 分鐘左右即可。

西番蓮的助眠效果相當好，建議在就寢前飲用。應避免在駕駛交通工具前攝取。

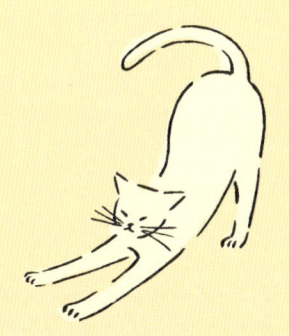

---

recipe

放鬆身心好紓壓的洋甘菊奶茶

材料
- 牛奶 ························· 200ml
- 德國洋甘菊 ···················· 1 茶匙
- 蜂蜜（依個人喜好）

作法
① 將牛奶與德國洋甘菊放入小鍋中，點火加熱。
② 沸騰後立刻熄火，蓋上鍋蓋悶泡 3 分鐘。
③ 以濾茶器等工具進行過濾後，注入茶杯即可。

HOLIDAY

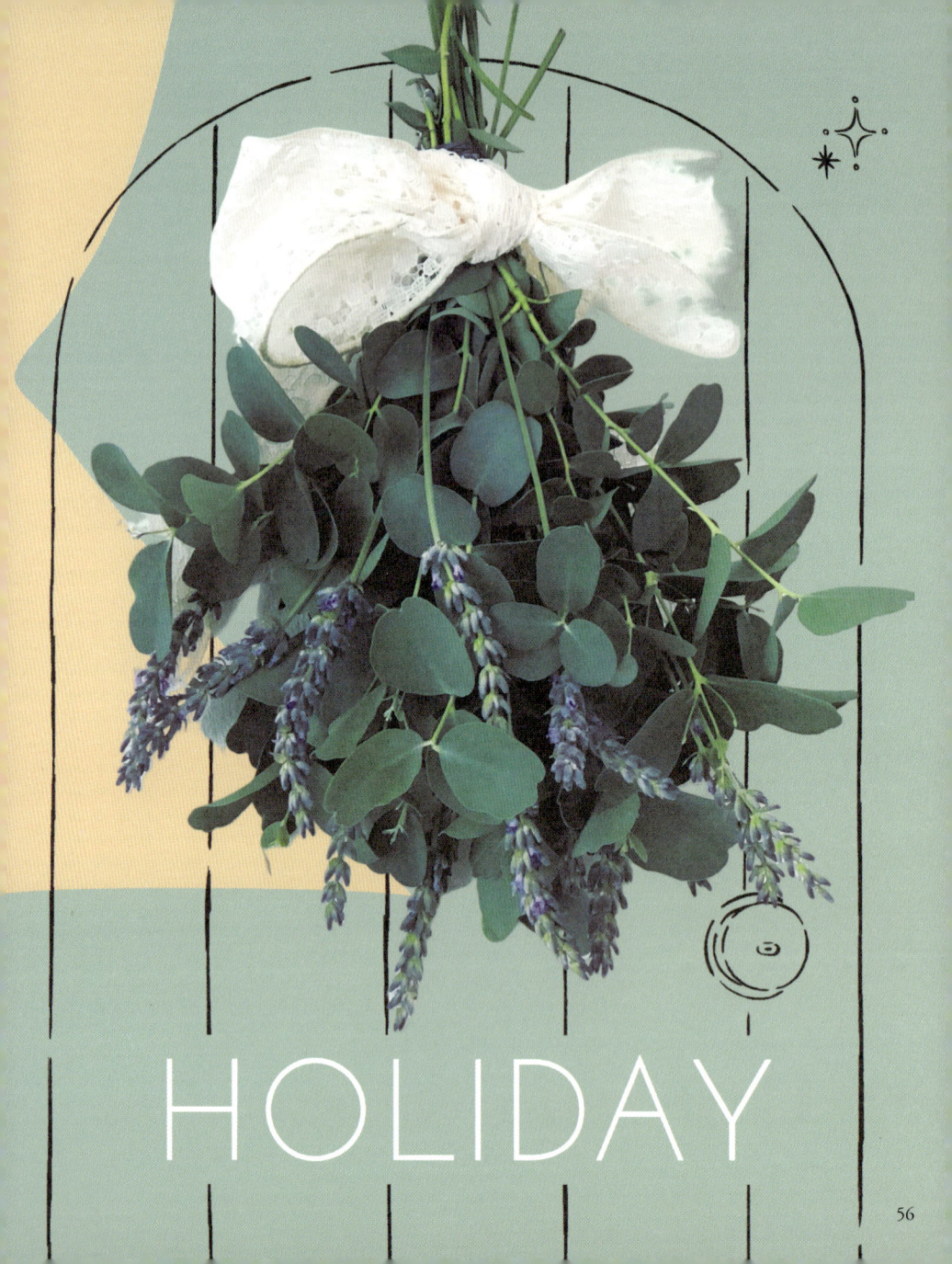

貴客來訪時

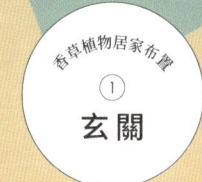

香草植物居家布置
①
玄關

擺設於玄關或客廳的花束掛飾（swag），由於香氣持久，也很建議置放於較容易產生異味的廁所等處。利用香草植物來製作花束，不僅能作為迎賓用的質感擺飾，馥郁香氣也會令自身感到舒心。

用來製作花莖較長的醒目薰衣草，選用花苞較長的醒目薰衣草。每年6月前後花苞成熟時即為採收期，在開花前採收，香氣能持續1年左右。薰衣草與香味柔和清新的尤加利為最佳拍檔。其他像是一年四季常保翠綠的迷迭香、會開出亮麗黃色花朵的含羞草，也都是很棒的素材。

---

recipe

賞心悅目的尤加利與薰衣草花束掛飾

材料
- 尤加利 ————————— 大約10根
- 薰衣草 ————————— 大約10根
- 個人喜愛的緞帶或麻繩等

作法
① 根據想要的花束掛飾尺寸，修剪薰衣草與尤加利枝條。
② 收攏枝條以麻繩牢牢綁住，再繫上緞帶就會比較容易固定。以自身喜愛的緞帶做出打結處。

※ 預先做出打結處在倒掛擺設時會更方便。

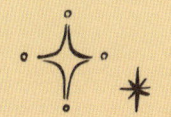

收攏枝條時，應避免枝條方向因彎曲等情況呈不規則排列。以後方較長、前方較短的方式排列，看起來整齊美觀也方便製作。

recipe

訪客蒞臨前隨手一噴
讓空氣充滿馨香的薰衣草室內噴霧

材料
- 純淨水 ———————————————— 20ml
- 無水酒精 ——————————————— 5ml
- 薰衣草精油 ———————— 0.25ml（5滴）
- 玻璃容器 ——————————————— 25ml
  可裝噴頭的類型

作法
① 將無水酒精與精油倒入玻璃容器，蓋上瓶蓋搖勻。
② 加入純淨水，再度搖勻。
※ 使用純淨水手工製作的噴霧，請存放於冰箱等陰涼處，並盡量在1個月內使用完畢。

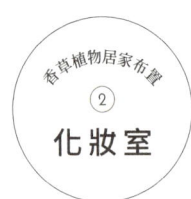

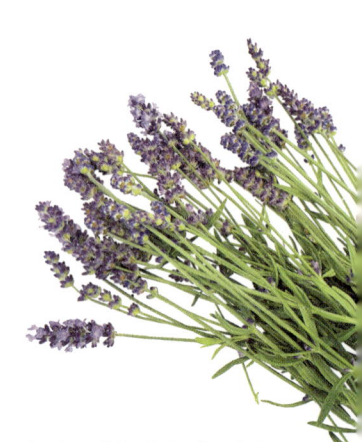

香草植物居家布置 ②

化妝室

在噴灑前
請先輕輕搖晃瓶身。

以柔和的薰衣草
營造滿室馨香

模樣討喜，有助於放鬆身心的薰衣草是很有人氣的香草植物。薰衣草具有抗菌與除臭效果，能迅速去除家中異味，不妨製成室內噴霧或乾燥花來加以應用。

薰衣草會隨著品種散發出不同的香味，有些聞起來甘甜，有些則清新淡雅。挑選精油類產品時，請先確認試聞樣品後再購買。若考慮購買幼苗，植株高度為30～40公分的嬌小品種，大多呈現出甘甜香氣；植株高度為60～100公分的高大品種，香氣則大多偏清新淡雅。

PART 1　香草植物是日常生活的好夥伴

― recipe ―

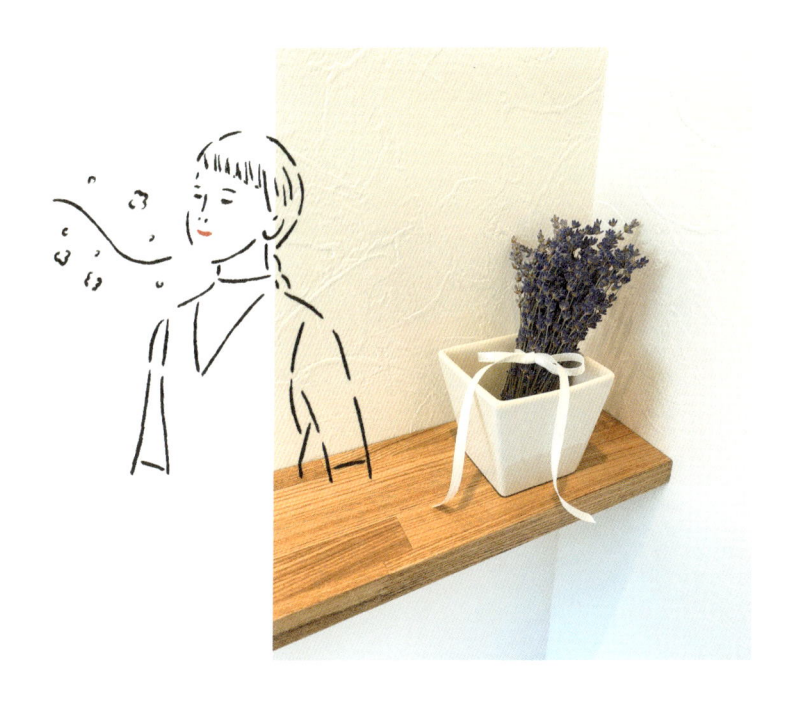

**妝點空間
增添華麗氣息的薰衣草花束**

材料
- 薰衣草 -------------- 30根（新鮮或乾燥皆可）約20cm長
- 個人喜愛的緞帶

作法
① 若為新鮮薰衣草，請先去除葉片。
② 收攏花穗，決定需要的長度，剪下多餘的部分。
③ 將花穗朝下吊掛數日，待花穗變硬後再朝上綑綁，繫上緞帶。若購買乾燥薰衣草，則直接綁上緞帶即可。

可擺設在化妝室、
玄關或客廳等
自身喜愛的場所。

香草植物居家布置 ③ 餐桌

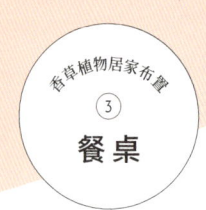

別出心裁的香草餐巾裝飾

有客人來訪時，餐桌布置往往令人傷透腦筋，不過擺出綁著香草植物做裝飾的餐巾時，質感就會瞬間升級。重點在於，選用葉子不易枯萎的品種。例如迷迭香、百里香、含羞草、薰衣草、蝦夷蔥花朵、洋甘菊等都是很推薦的植物。迷迭香與百里香也會長出小巧可愛的花朵。另一方面，義大利芫荽、車窩草、蒔蘿等則很容易枯萎。香草植物多半無毒，但若覺得不放心，請先確認使用部位後再加以應用。

也可以用香草植物來裝飾餐具

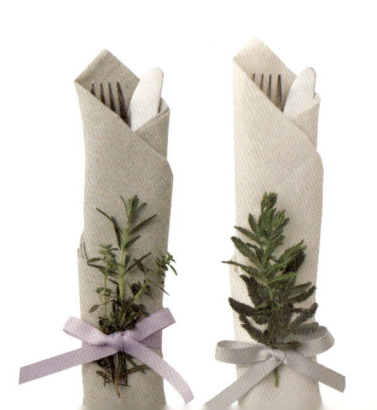

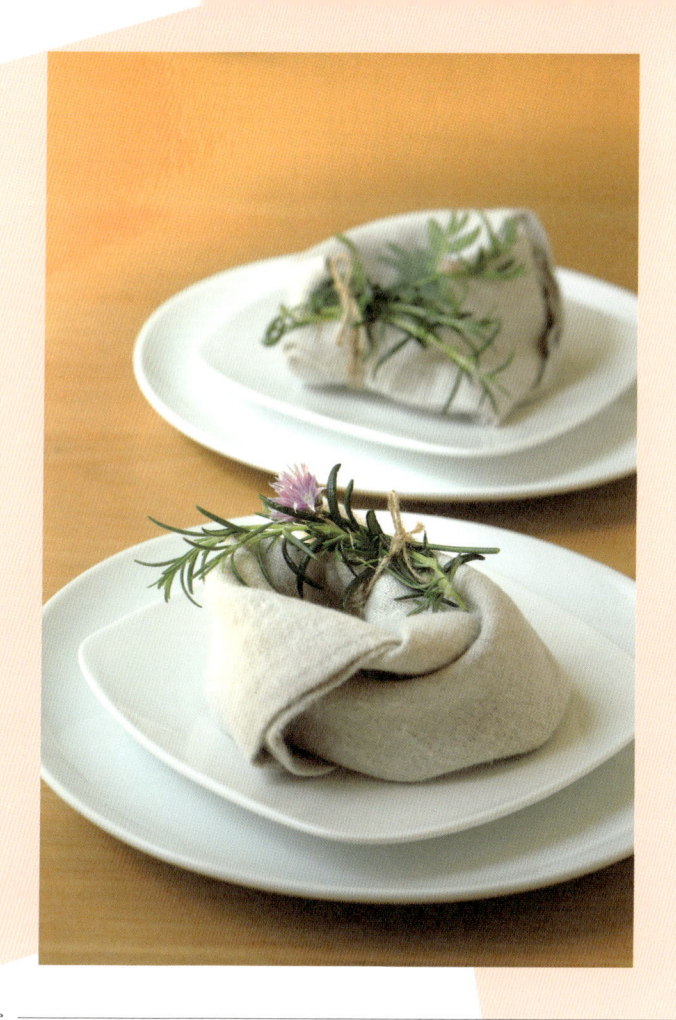

― recipe ―

香草餐巾裝飾

材料
- 植物……迷迭香（2～3根）、蝦夷蔥花朵（1枝）
- 麻繩
- 布質餐巾

作法
① 捲疊布質餐巾。
② 綁上麻繩並插上香草植物妝點即可。

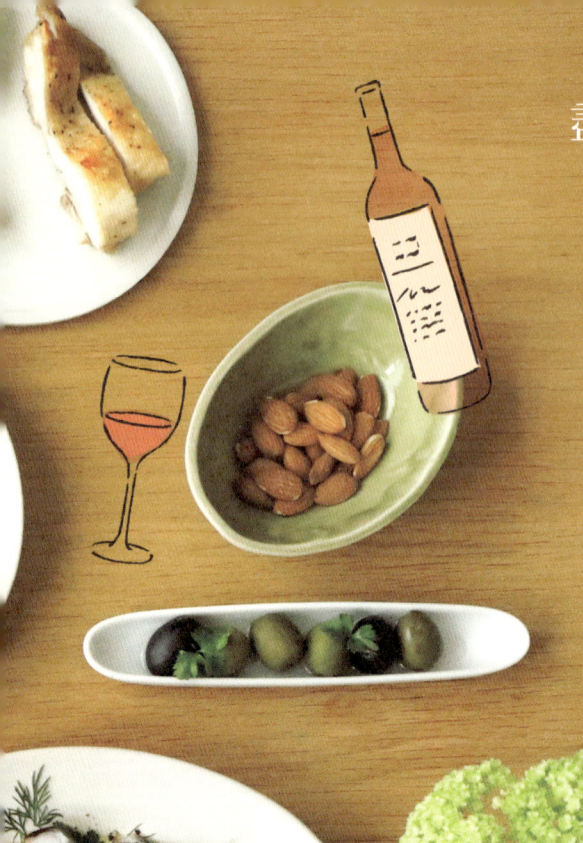

盡情享受香草料理
與藥草酒，
度過歡樂時光

飄散著香草植物香氣的餐桌往往顯得很精采。今天準備了撒上香草的前菜、與香草植物一起炙烤的雞肉主菜、沾橄欖油和香草鹽享用的麵包、以水果和香草調製的色彩豔麗桑格利亞酒、伴隨著肉桂香氣的熱紅酒，豐盛的派對佳餚即將輪番登場，千萬別錯過！

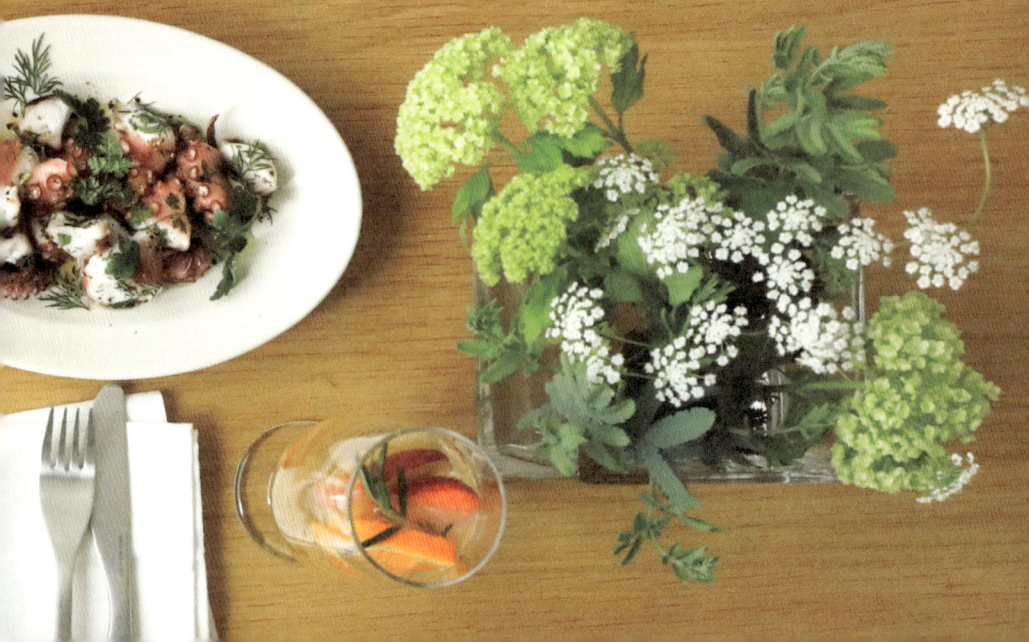

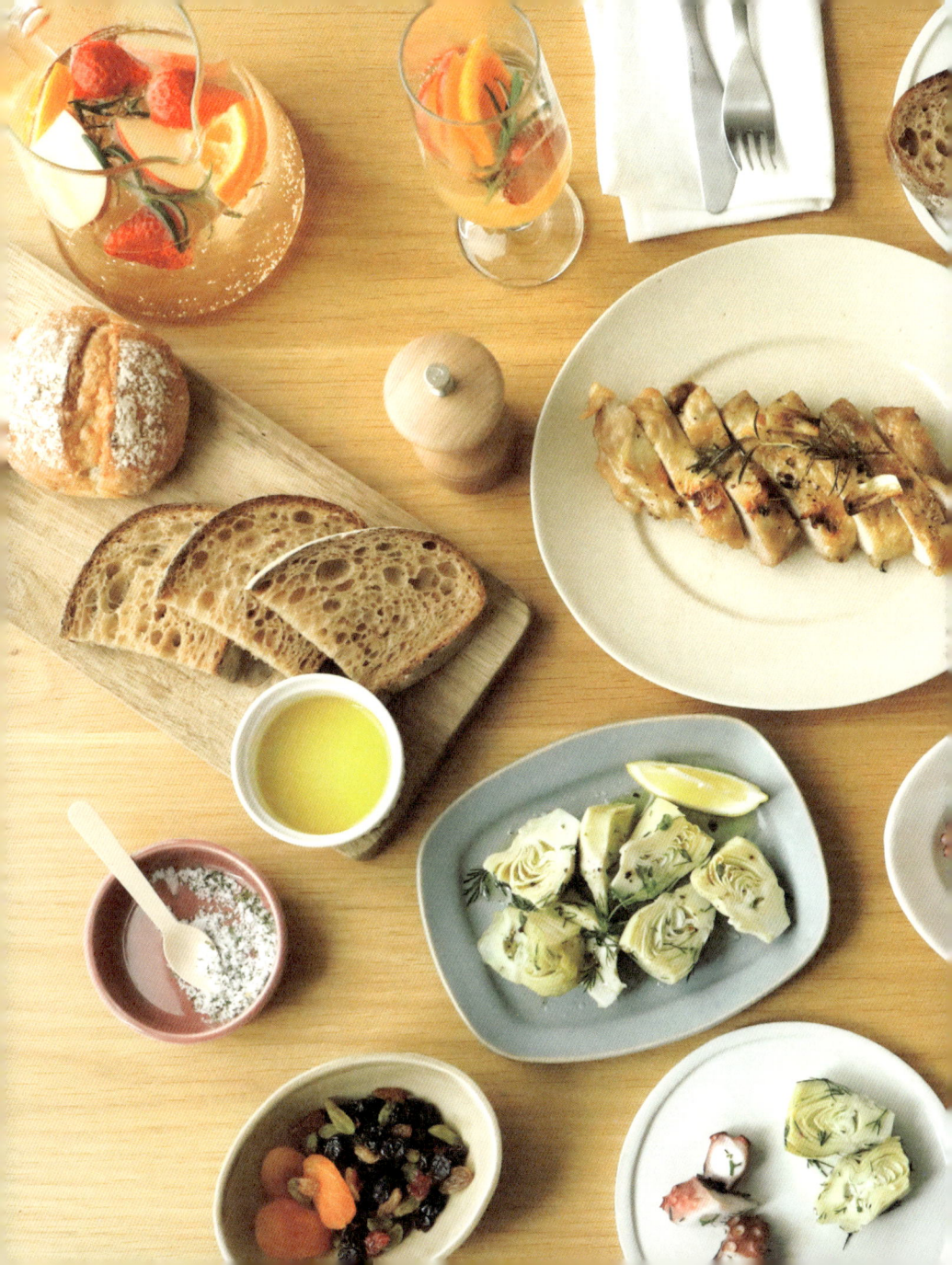

recipe

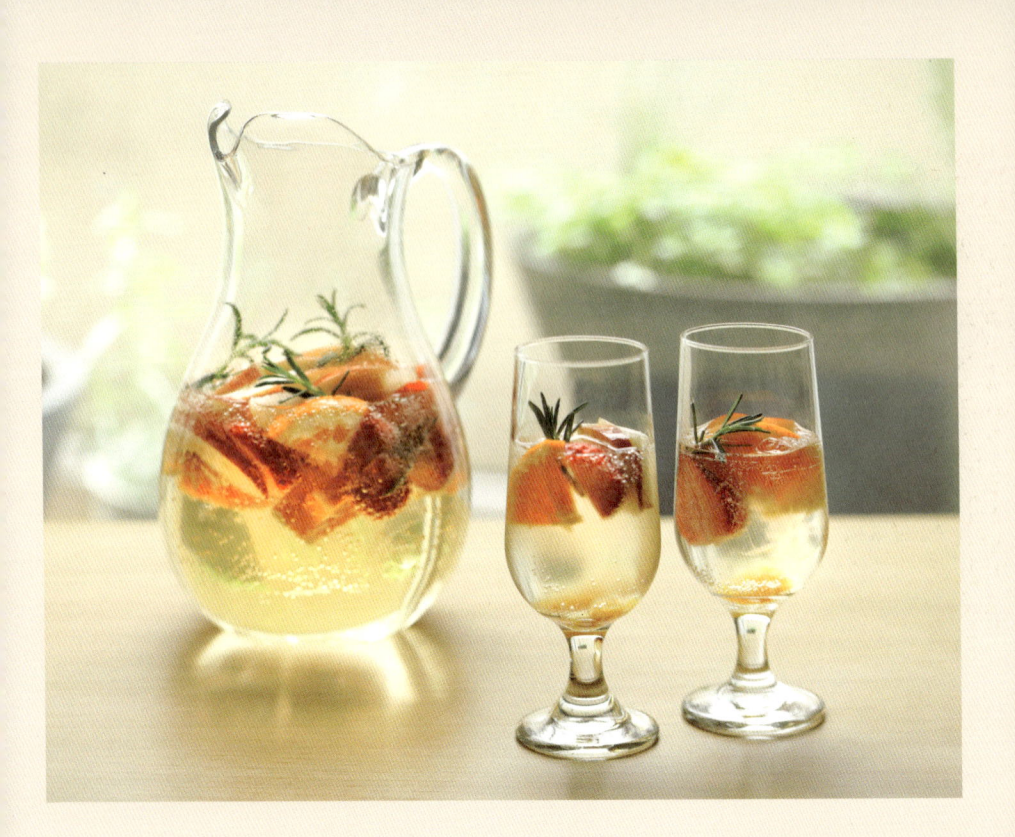

以迷迭香提味的鮮明亮麗桑格利亞酒

材料（7～8杯份）

- 白葡萄酒 -------------------- 500ml
- 氣泡水 ---------------------- 200ml
- 迷迭香枝條 ------------------ 數根
- 蘋果 ------------------ 1/2顆 切薄片
- 橘子 ------------------ 1/2顆 切瓣
- 柑橘皮果醬 ------------ 每只酒杯酌量
- 冰塊 ------------------ 每只酒杯酌量

作法

① 將白葡萄酒倒入醒酒器，放入2根迷迭香枝條。
② 水果切好放入醒酒器。
③ 酒杯裝入冰塊、柑橘皮果醬（1/2大匙），再注入醒酒器內的水果與葡萄酒。
④ 最後依個人喜好，適量（約50ml）添加氣泡水，再放入1根迷迭香作裝飾即可。

PART 1　香草植物是日常生活的好夥伴

recipe

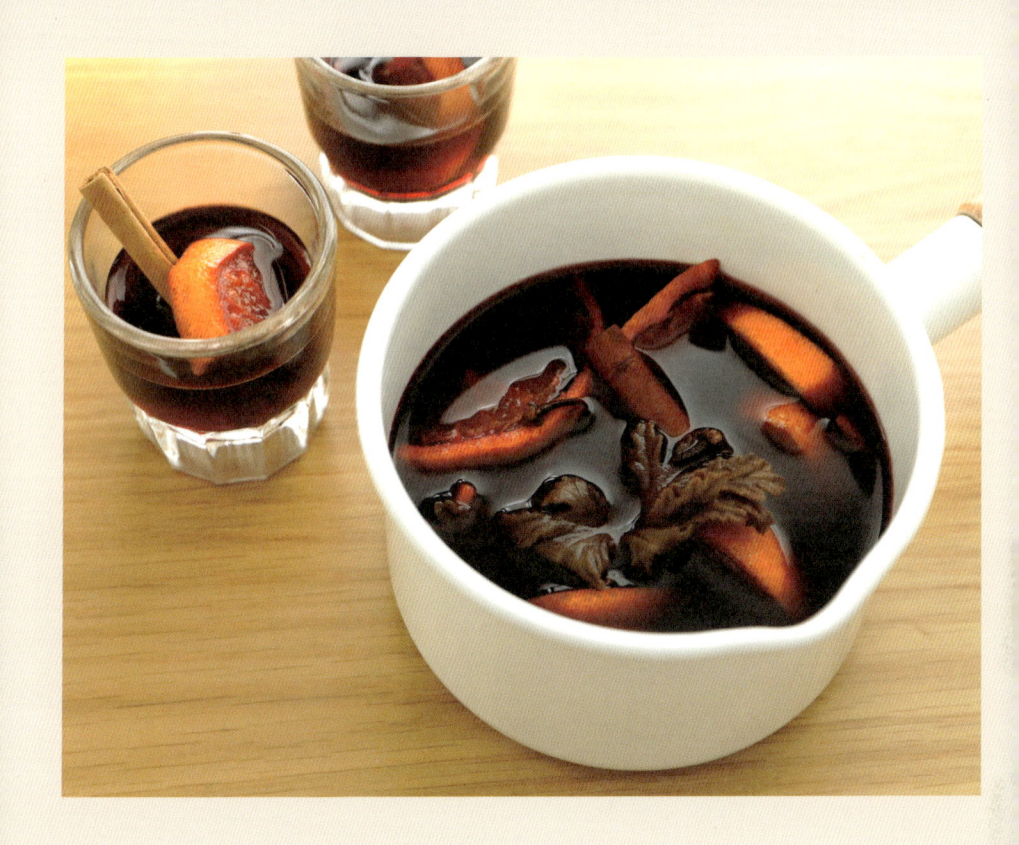

橘子佐香辛料熱紅酒

材料（7～8杯份）
- 紅葡萄酒 ———————— 720ml
- 橘子 ——————————— 3顆
- 肉桂 ——————————— 1根
- 丁香 ——————————— 2粒
- 砂糖 ——————————— 2大匙
- 玫瑰天竺葵 ——————— 2片葉子

作法
① 橘子橫切，排列於小鍋內。
② 將所有材料放入鍋中加熱。
③ 沸騰後立刻熄火即可。

※ 玫瑰天竺葵的作用為增添香氣，不放亦無損美味程度。

recipe

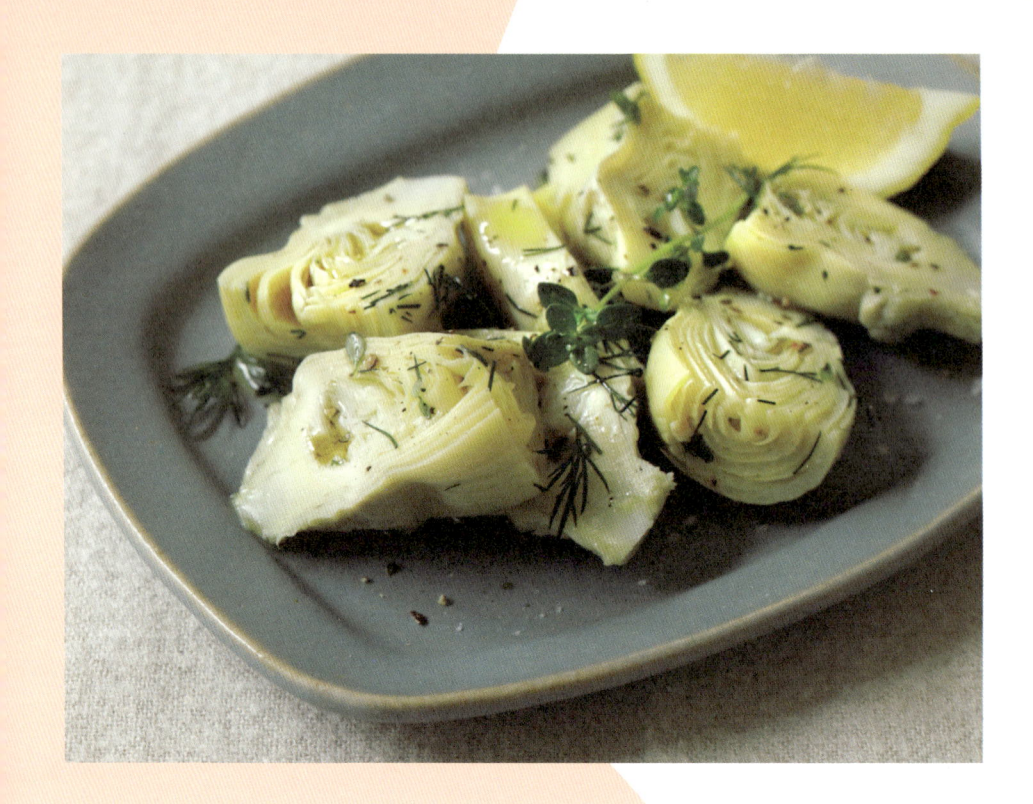

小酌一杯也很對味的朝鮮薊小菜

材料
- 水煮朝鮮薊⋯⋯⋯⋯⋯⋯⋯⋯⋯100g
- 鹽⋯⋯⋯⋯⋯⋯一小撮（試過味道再補加）
- 橄欖油⋯⋯⋯⋯⋯⋯⋯⋯⋯⋯⋯1大匙
- 黑胡椒（粗粒）⋯⋯⋯⋯⋯⋯⋯⋯少許
- 百里香⋯⋯⋯⋯⋯3根＋裝飾用1〜2根
- 蒔蘿⋯⋯⋯⋯⋯⋯⋯⋯⋯⋯⋯⋯2根
- 檸檬⋯⋯⋯⋯⋯⋯⋯⋯⋯⋯⋯⋯切瓣

作法
① 確實將水煮朝鮮薊的水分瀝乾。
② 從百里香莖部取下葉片，蒔蘿葉則切成2〜3cm長。
③ ①與②加入橄欖油、鹽巴、黑胡椒拌勻。
④ 擺盤時擠上檸檬汁即可。

好處多多的朝鮮薊

朝鮮薊是經常用於義大利與地中海料理，以及作為葡萄酒下酒菜的食材。在日本買得到的朝鮮薊玻璃罐頭，是使用朝鮮薊花苞製作而成的。日本也有種植朝鮮薊的農家，或許有些讀者曾吃過清蒸烹煮的朝鮮薊花萼。

朝鮮薊自古以來便被當成藥草使用，現在則已證實具有保肝顧胃的功效，難怪會被拿來作成下酒菜。也很適合在疲勞食慾不振時食用。

朝鮮薊的葉子可用來泡茶，但單獨飲用時具有強烈苦味。

多一道步驟更美味

以橄欖油將蘑菇、蒜頭、百里香炒香，再與右頁食譜的朝鮮薊拌一拌即可。喜歡菇類的讀者們不妨試試看！

令人食指大動的迷迭香

迷迭香雞腿排是經典香草料理之一。使用新鮮迷迭香烹製時,不但香味撲鼻,而且簡簡單單就能變出一道賣相佳的雞肉料理。煎完雞肉後變得焦香酥脆的迷迭香也很美味。

與大多數的廚房香草一樣,迷迭香也能促進消化。在食慾不振時,聞到迷迭香炙烤後四溢的香氣,肯定會感到飢腸轆轆食指大動。

此外,迷迭香還有促進血液循環的功效,是可以常備於家中,因應手腳冰冷問題的好用香草植物之一。

---

recipe

香噴噴迷迭香雞腿排

材料
- 雞腿肉 ……………………………… 1片
- 新鮮迷迭香 ……………………… 2根
  (乾燥迷迭香為 1/2 小匙)
- 新鮮百里香 ……………………… 2根
  (乾燥百里香為 1/2 小匙)
- 蒜頭 ……………………………… 1/2 片
- 橄欖油 ………………………… 1〜2大匙
- 鹽 …………………………… 肉重量的1%
- 黑胡椒 ……………………………… 少許

作法
① 以叉子在雞皮上戳洞,正反面皆抹上鹽巴與黑胡椒。
② 將迷迭香、百里香、蒜頭與橄欖油拌勻後醃漬雞肉,放入冰箱內靜置1小時以上。
(若有時間,可從前一天晚上便醃漬)
③ 雞皮朝上放入烤盤,以中火燒烤18分鐘。以平底鍋烹製時則不放油,雞皮朝下,以小火乾煎20分鐘左右。為避免香草植物變焦,不妨全程置於雞肉上煎煮。蓋上鍋蓋,直至雞肉呈金黃色澤後再拿起鍋蓋翻面,待整片雞腿肉皆熟後即可起鍋。

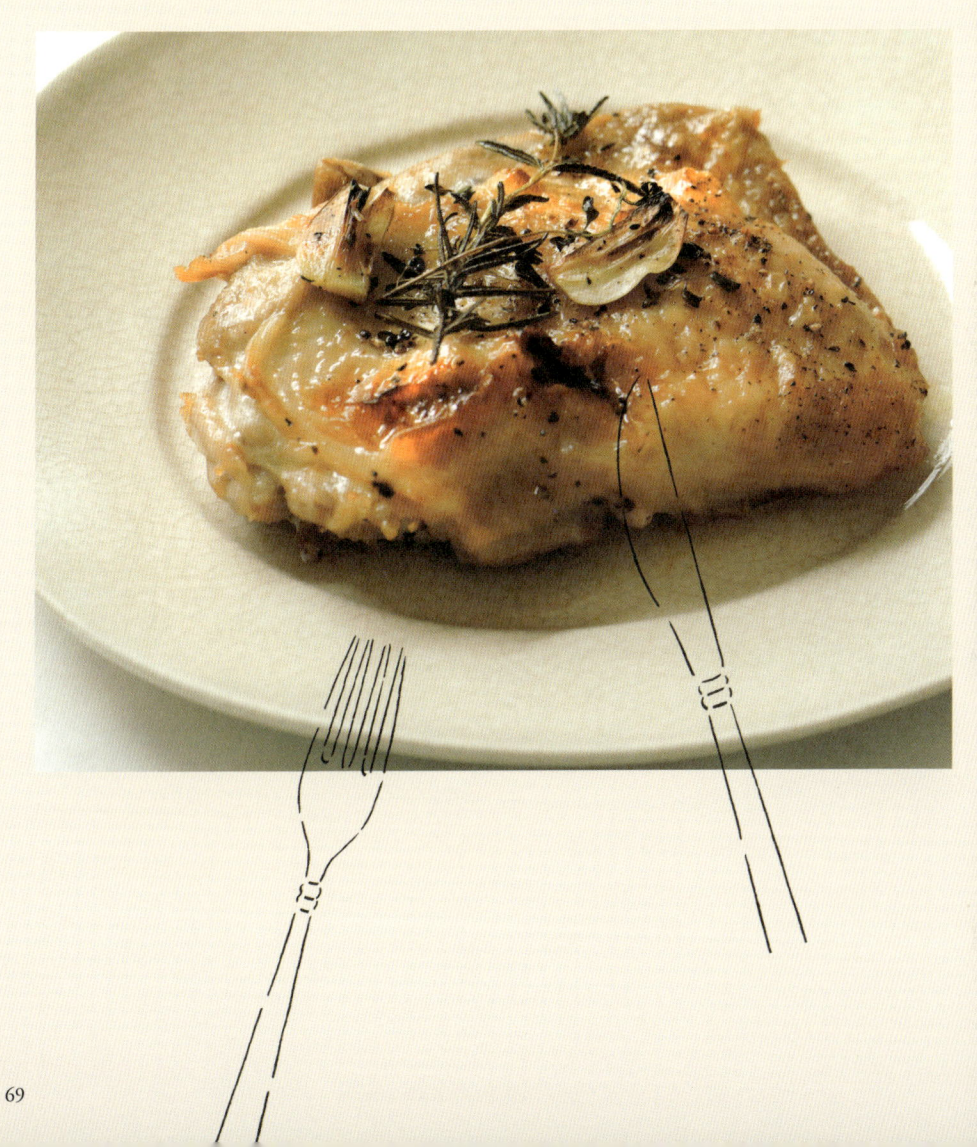

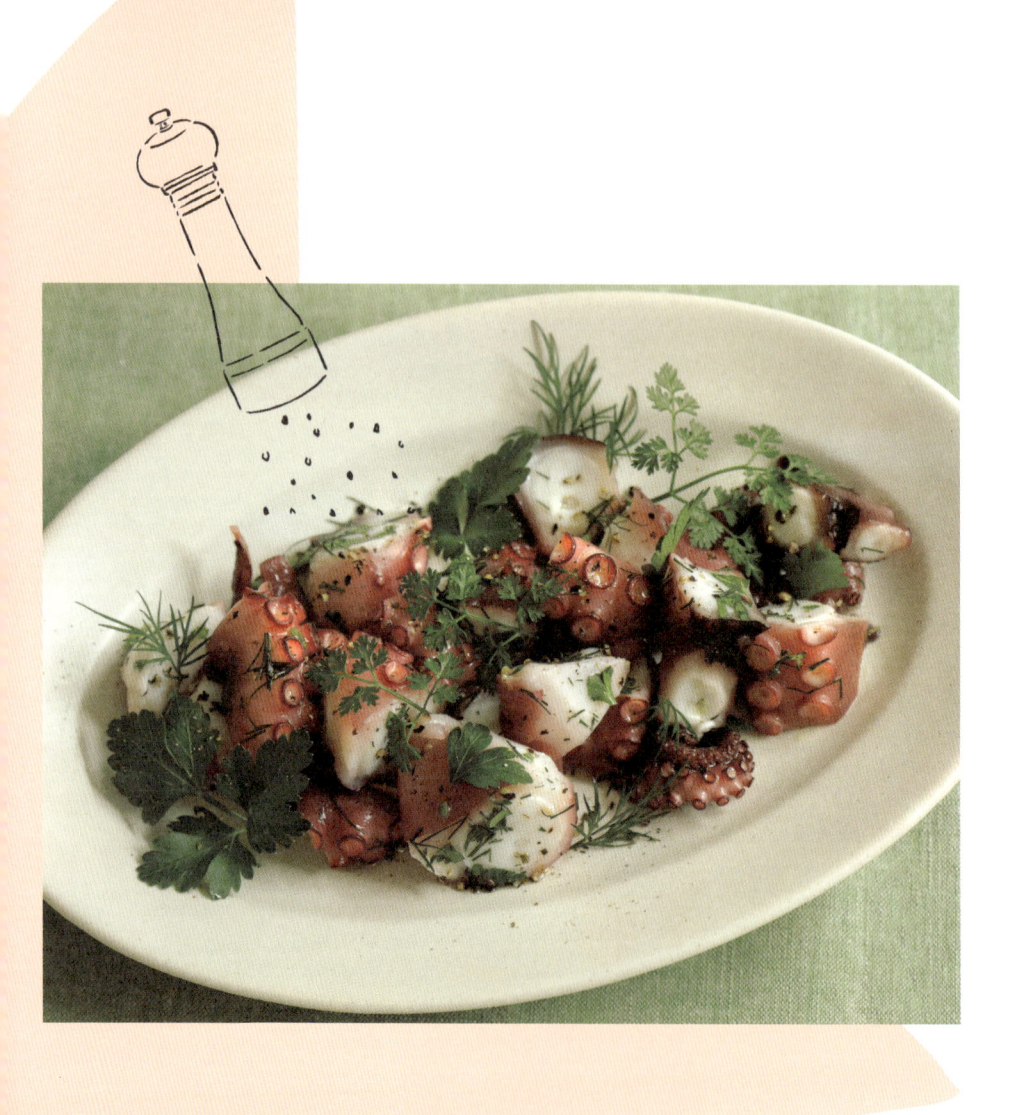

PART 1　香草植物是日常生活的好夥伴

優秀的廚房香草軍團

這是一道大量使用新鮮香草植物的零廚藝海鮮涼拌沙拉。擁有獨特香氣的蒔蘿與海鮮很對味，還有穩定情緒的功效。百里香與義大利芫荽能抗菌，也被用來去除肉類與魚類的腥臭味。車窩草是裝飾生奶油義大利麵或甜點的好幫手，與乳製品百搭，氣味宛如柔和版義大利芫荽。它能提升免疫力，也能用來預防感冒。

四種香草植物的共通點為促進消化機能。它們自古以來會被當成廚房香草使用，其實是有所憑據的。

> 除了清蒸章魚外，白肉魚與鮭魚也能如法炮製。

---

recipe

滿口新鮮香草好滋味的涼拌章魚

材料
- 清蒸章魚 140g
- 橄欖油 1大匙
- 檸檬汁 1大匙
- 鹽 .... 少許
- 黑胡椒（粗粒）............ 少許
- 蒔蘿 2根
- 車窩草 2根
- 義大利芫荽 2根
- 百里香 2根

作法
① 將清蒸章魚切小塊。
② 各取1根蒔蘿、車窩草、義大利芫荽切碎。
③ 將橄欖油、檸檬汁，和②的香草碎倒入調理碗內。
④ 仔細拌勻後確認鹹度，若有必要再加鹽（因為清蒸章魚大多原本就有鹹味）。
⑤ 盛盤後，以剩餘的香草植物做裝飾，最後撒上黑胡椒即可。

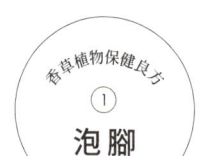

寵愛自己的假日時光

香草植物保健良方
①
泡腳

在休假日不妨另覓時間好好寵愛自己一番。比方說手邊有乾燥玫瑰或新鮮香草植物，就能拿來簡單泡個腳。飄散而出的香氣與漂浮於水中的花瓣，都有助於身心放鬆。也非常推薦各位以香氣宜人的茉莉花，搭配具有護膚效果的薏仁來沖泡花草茶。若再加上富含維生素C的枸杞，能更加提升修復肌膚的功效。

若想自製護膚面膜，德國洋甘菊與金盞花是鎮定肌膚的黃金組合，艾草則能緊實肌膚。

---

recipe

香氣氤氳的足浴

材料
- 熱水 ———————————— 約500ml
- 薰衣草 ———————————— 5g
- 薄荷 ———————————— 5根
- 迷迭香 ———————————— 2根
- 玫瑰天竺葵 ———————————— 5根
- 玫瑰（依個人喜好，亦可選用乾燥玫瑰）—— 1g
- 水 ———————————— 適量
- 泡腳容器 ———————————— 1只

作法
① 將薰衣草至玫瑰天竺葵等香草植物放入泡腳用的容器，或是能泡腳、具耐熱性的容器（臉盆等物）。
② 倒入熱水，大約等待5分鐘後再加冷水，調節溫度。
依個人喜好撒上玫瑰花瓣即可。

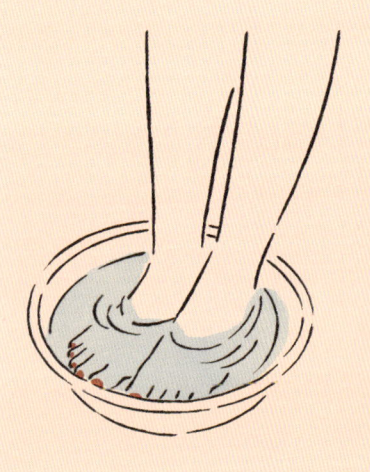

香草植物保健良方 ② 花草茶

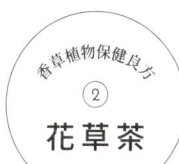

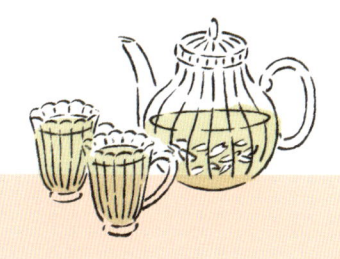

recipe

養顏美容花草茶

材料
- 熱水 ---------------------------------- 200ml
- 茉莉花茶葉 ---------------------------- 1茶匙
- 薏仁（薏仁茶用）----------------------- 1茶匙
- 枸杞 ------------------------------------ 3顆

作法
① 將3顆枸杞放入茶杯。
② 茶壺內放入茉莉花茶葉與薏仁，注入熱水。
③ 約悶泡3分鐘後倒入裝有枸杞的茶杯。

---

recipe

呵護疲憊肌膚的香草面膜

材料
- 熱水 ---------------------------------- 100ml
- 德國洋甘菊 ------------------------------- 1g
- 金盞花 --------------------------------- 0.5g
- 艾草 ------------------------------------- 1g
- 面膜紙 ----------------------------------- 1張

作法
① 將香草植物裝入茶壺內，注入熱水。
② 悶泡5分鐘後，倒入另一只容器。
③ 加水調節溫度。
④ 將面膜紙放進容器內，稍微擰一下再敷臉。
⑤ 大約10分鐘後取下面膜，擦上化妝水等進行後續保養。
※ 先於手臂或大腿內側等處測試後才使用，若感到不適立刻停用。

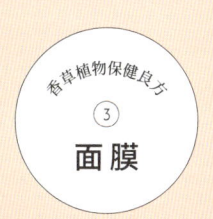

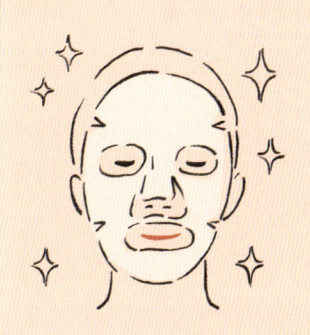

香草植物保健良方 ③ 面膜

春夏秋冬 香草使用寶典

本單元會根據季節時序提供香草植物的各種用法，幫助讀者們一年四季都能度過有香草陪伴的生活。

Winter

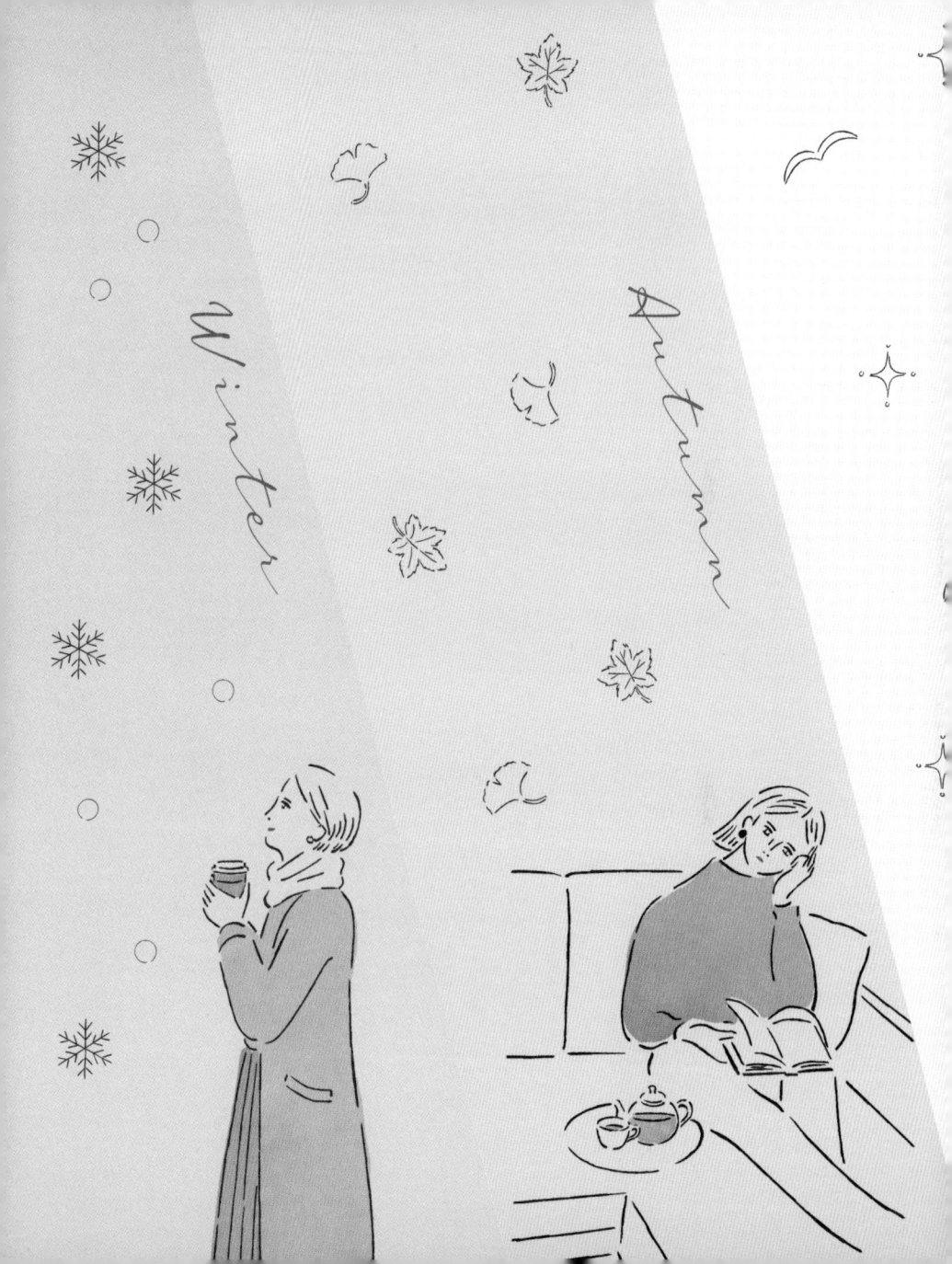

Autumn

利用香草植物進行重置，喚醒身體機能

春 / Spring

春天是相遇與離別的季節。在日本，很多人的生活型態會隨著畢業、就業、異動等情況而在春天有很大的轉變。邁向新的里程碑固然令人雀躍，但身體代謝在這個時期也會因為氣溫升高而受到影響，可能動輒產生睏意、出現潮熱症狀，或是容易造成自律神經失調。而且很多人還會因為花粉症而深受眼睛發癢、鼻水流不停之苦。因此在春季不妨借助香草植物之力來克服這些疑難雜症。富含維生素與礦物質的蕁麻，能促進老廢物質代謝，淨化血液。據聞在德國，進入春季前會透過攝取蕁麻的方式，進行緩解過敏症狀的「春季療法」（建議從入春前3個月開始執行）。

在歐洲很常以接骨木花搭配蕁麻作為茶飲，不過蕁麻本身有個特殊的味道，建議用大家所熟悉的綠茶做調配，與日本料理也很對味。找出適合搭配日本茶品或食材的組合，說不定也別有一番樂趣。

PART 1　香草植物是日常生活的好夥伴

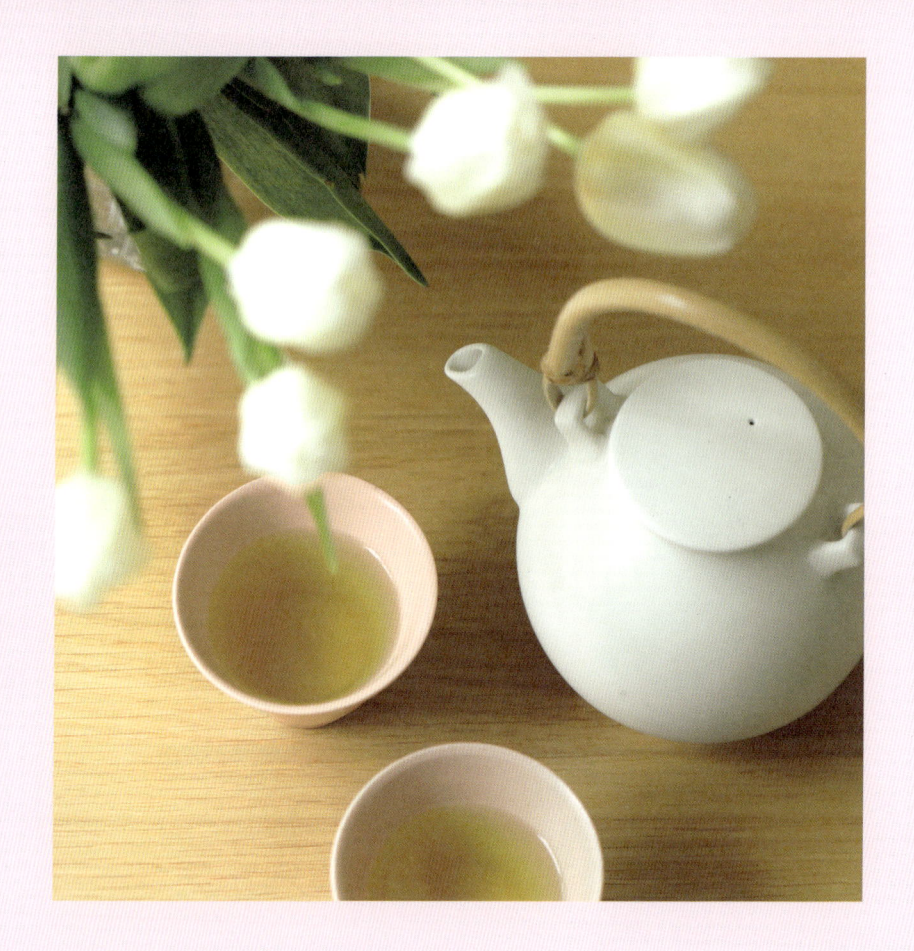

recipe

與日本料理也對味的蕁麻綠茶

材料
- 熱水 ------------------------ 200ml
- 蕁麻 ------------------------ 1茶匙
- 綠茶 ------------------------ 1茶匙

作法
① 將蕁麻與綠茶裝入茶壺內,注入熱水。
② 悶泡3分鐘左右即可。

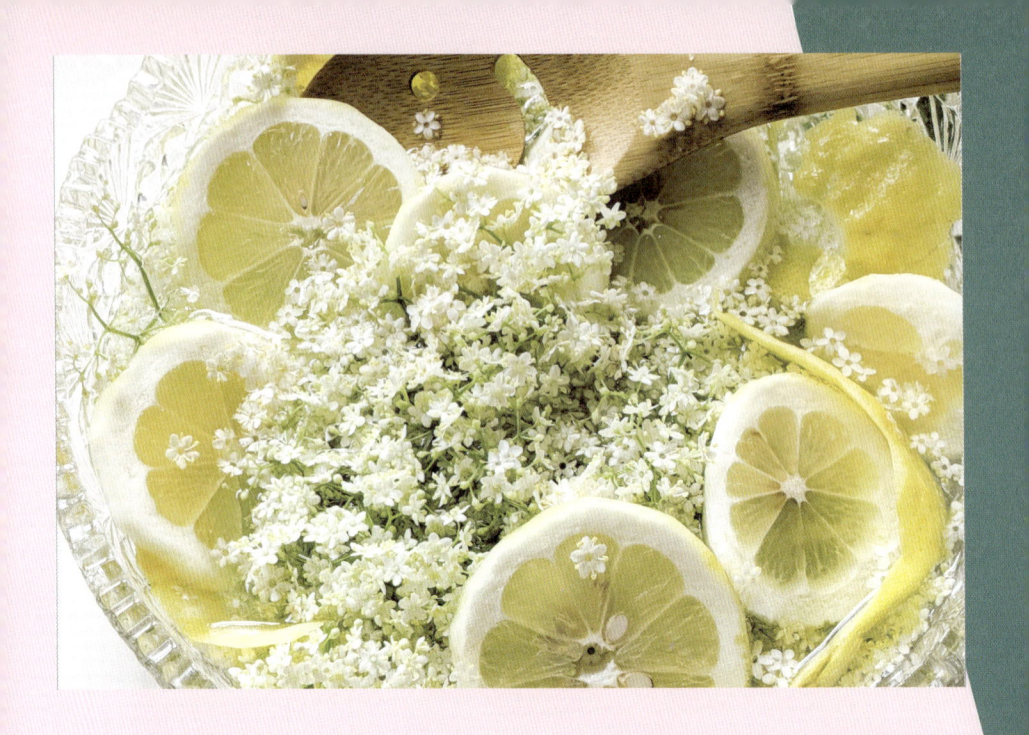

春季鼻子過敏的救星 淺談接骨木花

接骨木在入春到初夏這段期間，會大量綻放宛如蕾絲般的白色小花。乾燥接骨木在日本也是香草植物專賣店大多有售的常見香草植物，在歐洲則是自古以來便為人所熟知的家常食材。人們會在接骨木開花後，將花朵熬煮成濃縮糖漿（cordial），入秋後則採收其果實做成果醬等物。

接骨木濃縮糖漿在感冒初期與對付花粉症特別有效。由於富含類黃酮，並具有發汗、利尿、抗過敏作用，能緩解鼻水、鼻塞、打噴嚏等症狀。濃縮糖漿通常會以稀釋的方式使用，例如兌水或氣泡水、加入花草茶中，不過以湯匙挖取直接食用也無妨。淋在水果或鬆餅上也很美味。

PART 1　香草植物是日常生活的好夥伴

recipe

接骨木花濃縮糖漿
（使用乾燥接骨木花）

材料
- 水 ———————————————— 500ml
- 接骨木花 ————————————— 20g
- 德國洋甘菊 ———————————— 5g
- 砂糖 ———————————————— 60g
- 檸檬 ———————————————— 1顆

作法
① 檸檬切薄片。
② 將水與砂糖放入鍋中，加熱使砂糖溶化。
③ 待砂糖溶化後加入香草植物。
④ 以小火煮滾後熄火，靜置至降為常溫。
⑤ 將④的碎渣過濾後，倒入容器內存放於冰箱。

---

recipe

接骨木花濃縮糖漿
（使用新鮮接骨木花）

材料
- 水 ———————————————— 500ml
- 接骨木花 ————————————— 40g
- 砂糖 ———————————————— 60g
- 檸檬 ———————————————— 1顆

作法
① 將接骨木花稍微浸泡在水中，除去污垢。
② 檸檬切薄片。
③ 將水與砂糖放入鍋中，加熱使砂糖溶化。
④ 待砂糖溶化後加入接骨木花。
⑤ 以小火煮滾後熄火，靜置至降為常溫。
⑥ 將⑤的碎渣過濾後，倒入容器內存放於冰箱。

飲用方式

以熱水或氣泡水等稀釋3～5倍。

若要用乾燥接骨木泡茶，則可搭配胡椒薄荷，清新香氣能有效緩解鼻子不適。

保護肌膚免於受到日益增強的紫外線傷害

紫外線不僅會曬黑皮膚，也是造成斑點、雀斑、皺紋的原因。關於紫外線防護措施，除了使用防曬產品外，保濕也很重要，而且還可以加碼，利用香草植物進行保養。

在茶飲方面，會開出俏麗粉紅色花朵的帚石楠是很好的選擇。帚石楠含有抑制黑色素生成的熊果素，非常推薦想養出不暗沉、自然透亮肌膚的讀者飲用。還可搭配能提升新陳代謝的洛神花，以及富含維生素C的玫瑰果。透過這3種香草植物的加乘效果，有效抑制黑

---

recipe

**防禦強烈陽光的
護膚花草茶**

材料
- 熱水 ———————— 200ml
- 洛神花 ——————— 1茶匙
- 帚石楠 ——————— 1茶匙
- 玫瑰果 ——————— 1茶匙

作法
① 將香草植物裝入茶壺內，注入熱水。
② 蓋上壺蓋悶泡5分鐘左右即可。

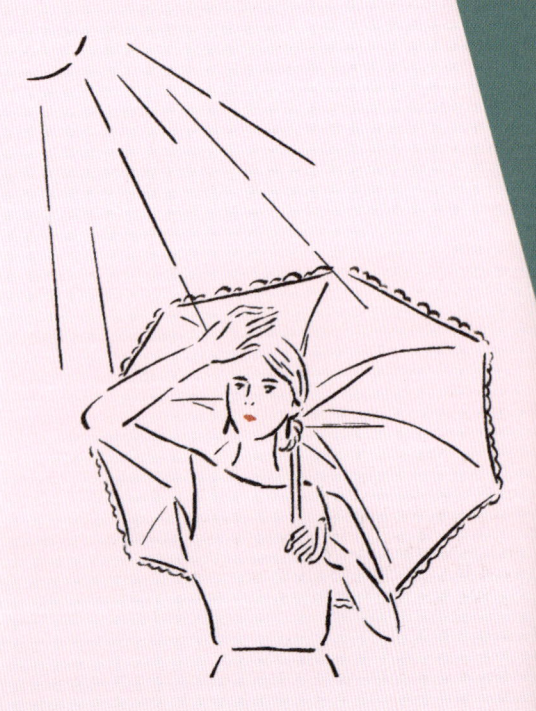

色素沉澱。

此外，使用金盞花、德國洋甘菊、薰衣草這3種香草植物製作化妝水進行濕敷，能修護日曬後的肌膚，補水保濕。三者所含有的消炎、修護、抗菌作用能相輔相成，達到更好的效果。這幾種植物自古以來皆被當成治療傷口、燒燙傷、肌膚問題的藥草，而且香氣宜人，在呵護肌膚的同時，心靈也能獲得滋潤。

recipe

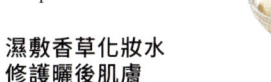

**濕敷香草化妝水
修護曬後肌膚**

材料
- 熱水 ······································ 150ml
- 金盞花 ····································· 1大匙
- 德國洋甘菊 ································ 1小匙
- 薰衣草 ····································· 1小匙
- 化妝棉或面膜紙

作法
① 將所有香草植物裝入茶壺內，注入熱水。
② 待稍微冷卻後放入冰箱冷藏。
③ 將冰得涼涼的②倒在化妝棉上，輕輕按壓肌膚。也可以浸濕面膜紙，敷10分鐘左右。
※ 先於手臂或大腿內側等處測試後才使用，若感到不適立刻停用。

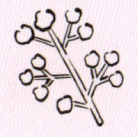

可用於頸部、手臂等全身各處，但請於當天用畢。

利用別緻的香草冰塊補充水分

夏

繡球花盛開的梅雨季，也是容易出現水腫、倦怠、疲勞等不適情況的時期。可透過早上曬太陽，重啟生理時鐘、攝取好消化的食物來照顧腸胃等方式維護健康。同時也應留意因氣候潮濕而好發的食物中毒，此時不妨善用具有抗菌作用的食物，例如醃梅子或紫蘇等物來採取對策。

梅雨季結束後便正式進入夏季，氣溫也會不斷上升。因為天氣熱而在汗流浹背的狀態下吹冷風時，反而會導致體寒。記得勤擦汗，才能避免夏天出現手腳冰冷問題。因流汗而失去的水分、礦物質和維生素則必須勤補充。將事先做好的香草冰塊加進飲品中，不但賞心悅目，還能適時補充水分，消暑清涼。

隨著夏天的腳步接近，許多香草植物的香味也會愈發濃烈。不妨善加利用香草植物的功效，舒適度過一整個夏天。

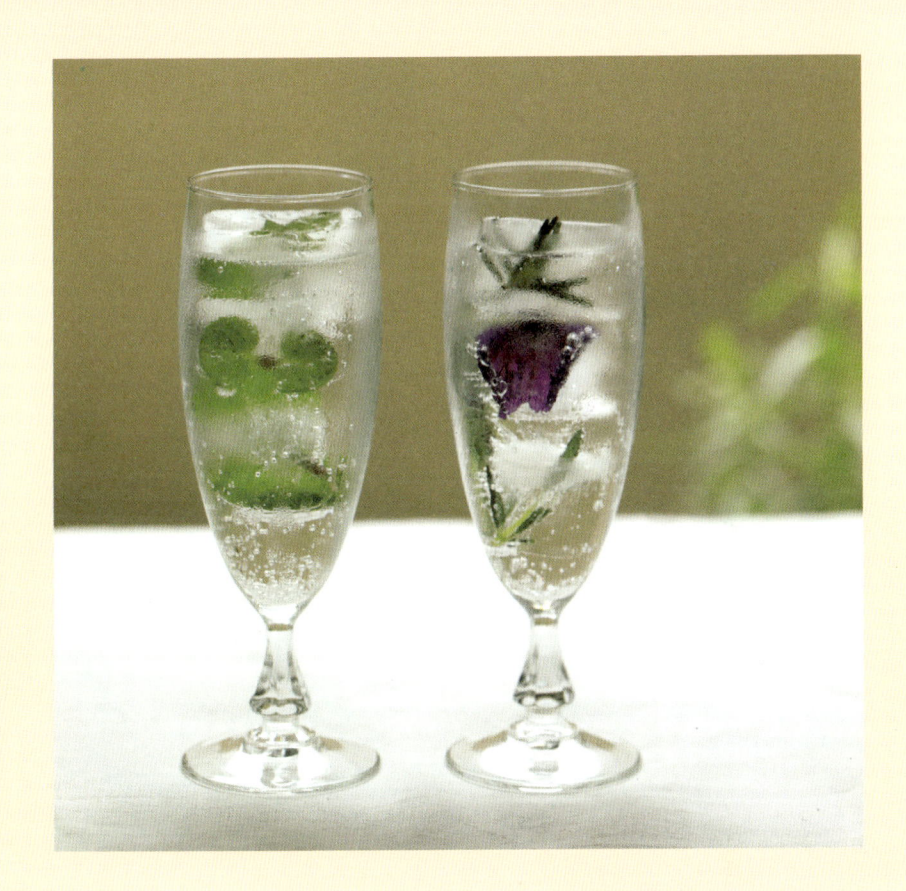

recipe

令飲料華麗升級的香草冰塊

材料
- 胡椒薄荷　• 迷迭香　• 藍錦葵
  （皆選用新鮮植株）
- 製冰盒 ·· 1個
- 水 ·· 適量

作法
將香草植物與水放入製冰盒，送進冷凍庫冷凍。

使用方法

香草冰塊能讓飲料的
香氣與外觀呈現出
清涼沁心感。
可搭配水、冰花草茶、
果汁使用。

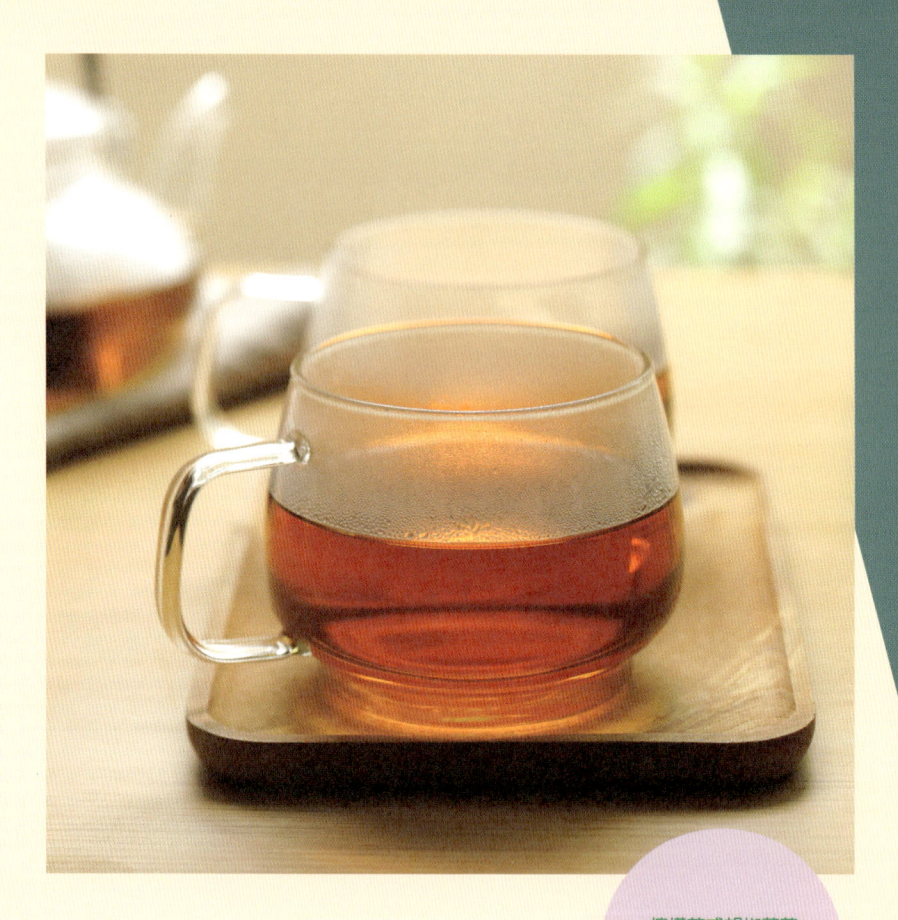

recipe

維生素、礦物質滿滿的舒適一夏香草茶

材料
- 熱水 ·················· 200ml
- 瑪黛茶 ················ 1茶匙
- 檸檬草 ················ 1茶匙
- 胡椒薄荷 ·············· 1/2茶匙

作法
① 將香草植物裝入茶壺內,注入熱水。
② 蓋上壺蓋悶泡3分鐘左右即可。

> 檸檬草或胡椒薄荷可擇一選用新鮮植株,外觀與口感更會清爽。

預防夏日疲勞症候群

夏日疲乏會引發倦怠、食慾不振、慢性疲勞等各種不適症狀。除了室內外溫差大導致自律神經出問題，以及水分與鹽分不足、睡眠不足外，冰冷飲品或冷氣造成腸胃或身體受寒也是原因之一。請利用外套等衣物好好調節體溫，並確實補充水分與鹽分。要擁有良好的睡眠品質，打造舒適的臥室環境，以及適度的運動也很重要。在沒有食慾的時候，建議使用夏天的代表性香草，檸檬草、羅勒和紫蘇來因應。經常被用來製作料理的牛至、迷迭香、月桂也具有提升食慾，促進消化的功效。若想簡單透過香草茶飲來改善的話，南美原產的瑪黛茶即為緩解夏日疲勞症候群的最佳幫手。瑪黛茶有助於消除身心疲勞，在南美當地就如同日本的麥茶般，是人們的日常飲品。因富含鈣、維生素B群、維生素C，而被稱為「液體沙拉」。由於含有咖啡因，很適合在熱到乏力的日子裡想提升專注力時飲用。但是懷孕婦女與嬰幼兒，則應避免攝取。

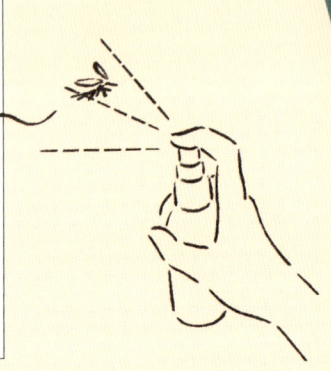

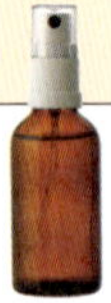

利用精油來防蟲

原本精油成分就是植物為了保護自身躲避害蟲攻擊所生成的物質。不妨借助精油之力來防蟲,盡情地享受戶外活動。推薦使用日本薄荷、檸檬草、薰衣草、迷迭香等植物製作。野餐時也可以噴灑在野餐墊四周遏止昆蟲靠近。

---

recipe

夏日外出良伴,防蟲噴霧

材料
- 無水酒精 ———————— 5ml
- 純淨水 ————————— 45ml
- 胡椒薄荷精油 ————— 0.3ml(6滴)
- 尤加利精油 —————— 0.2ml(4滴)
- 噴霧瓶

作法
① 將無水酒精與精油倒入玻璃容器搖勻。
② 加入純淨水,再度搖勻。
③ 倒入噴霧瓶內即可。

※ 使用純淨水手工製作的噴霧,請存放於冰箱等陰涼處,並盡量在1個月內使用完畢。

請充分搖晃瓶身後再使用。
若擔心對幼兒或
皮膚敏感脆弱者造成刺激,
還請噴灑於衣服或襪子上。

溫和減緩梅雨季的
水腫、倦怠、輕微頭痛症狀

自古以來日本人便將魚腥草視為養生茶飲而備受重用，對於水腫與便祕問題相當有效，與綠茶調配會更好喝。檸檬香蜂草是促進情緒穩定的代表性香草，建議與德國洋甘菊、薄荷胡椒搭配，以用來緩解頭昏腦脹與夏日疲倦無力的情況。

---

recipe

通體順暢魚腥草茶

材料
- 熱水 ———————— 200ml
- 魚腥草 ——————— 1茶匙
- 綠茶 ———————— 1茶匙

作法
① 將魚腥草裝入茶壺內，注入熱水。
② 蓋上壺蓋悶泡3分鐘左右即可。

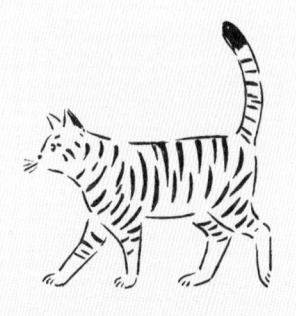

---

recipe

舒緩夏日不適症狀之香草茶

材料
- 熱水 ———————————— 200ml
- 德國洋甘菊 ————————— 1茶匙
- 檸檬香蜂草 ————————— 1茶匙
- 胡椒薄荷 —————————— 1/2茶匙

作法
① 將香草植物裝入茶壺內，注入熱水。
② 蓋上壺蓋悶泡3分鐘左右即可。

情緒低落時，利用香草植物來撫慰身心

秋 Autumn

隨著氣溫與濕度雙雙降低，在夏季高昂的情緒亦趨於沉靜的秋季。許多食材紛紛進入盛產期，令人食慾大增。除了食物之外，秋季也是從事閱讀、運動、藝文等各種休閒活動的好時節。另一方面，空氣會變得乾燥，氣溫與氣壓變化劇烈，日照時間一天比一天短，身體可能會因而感到不適，情緒也容易變得多愁善感。出現頭痛狀況或感到疲憊乏力時，請為自己營造溫暖身體的放鬆時光。可在泡澡時將玫瑰天竺葵放入浴缸，利用馥郁的香氣來平衡身心，抑或在情緒沮喪低落時，來杯熱香草茶紓壓。聖約翰草又有「快樂香草」之稱，能為黯淡的心靈帶來光芒。推薦與香氣宛如檸檬的檸檬馬鞭草，以及能袪寒暖身的薑做調配，讓自己保持情緒穩定地度過秋季。

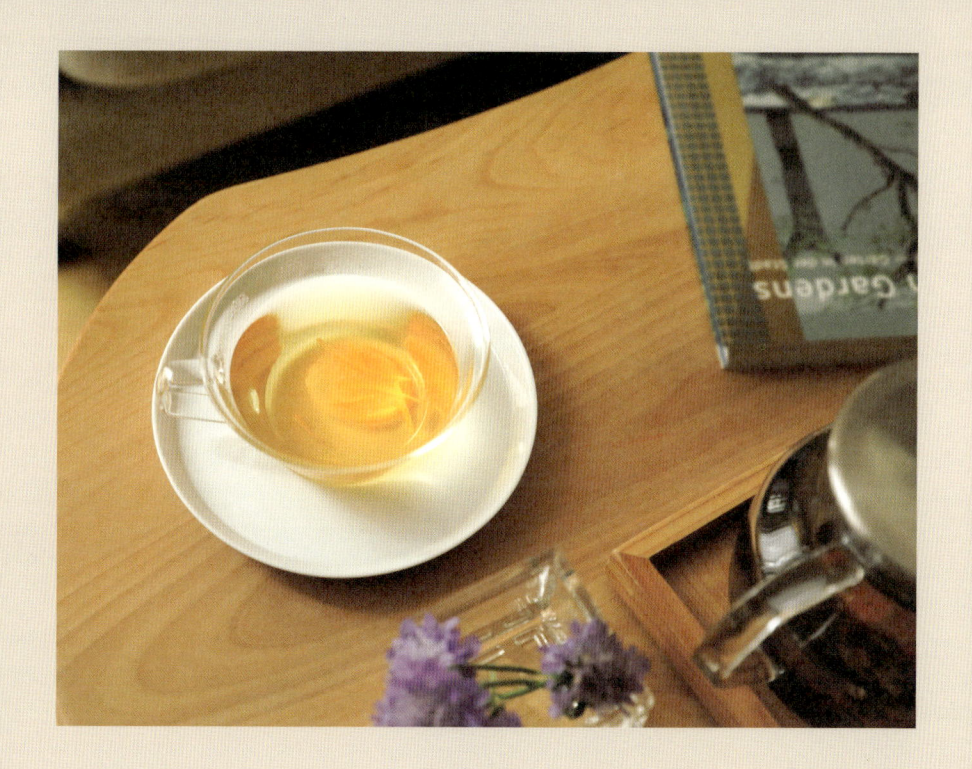

recipe

紓解鬱悶情緒香草茶

材料
- 熱水 ---------------------------------- 200ml
- 聖約翰草 ---------------------------- 1茶匙
- 檸檬馬鞭草 ------------------------- 1茶匙
- 生薑 ---------------------------------- 1片薄片
- 胡椒薄荷 ---------------------------- 1/2茶匙
- 檸檬皮 ---------------------- 以薄片切絲 約5條

作法
① 將香草植物裝入茶壺內,注入熱水。
② 蓋上壺蓋悶泡3分鐘左右即可。

聖約翰草不能
與某些藥物併用,
還請留意(參閱159頁)。

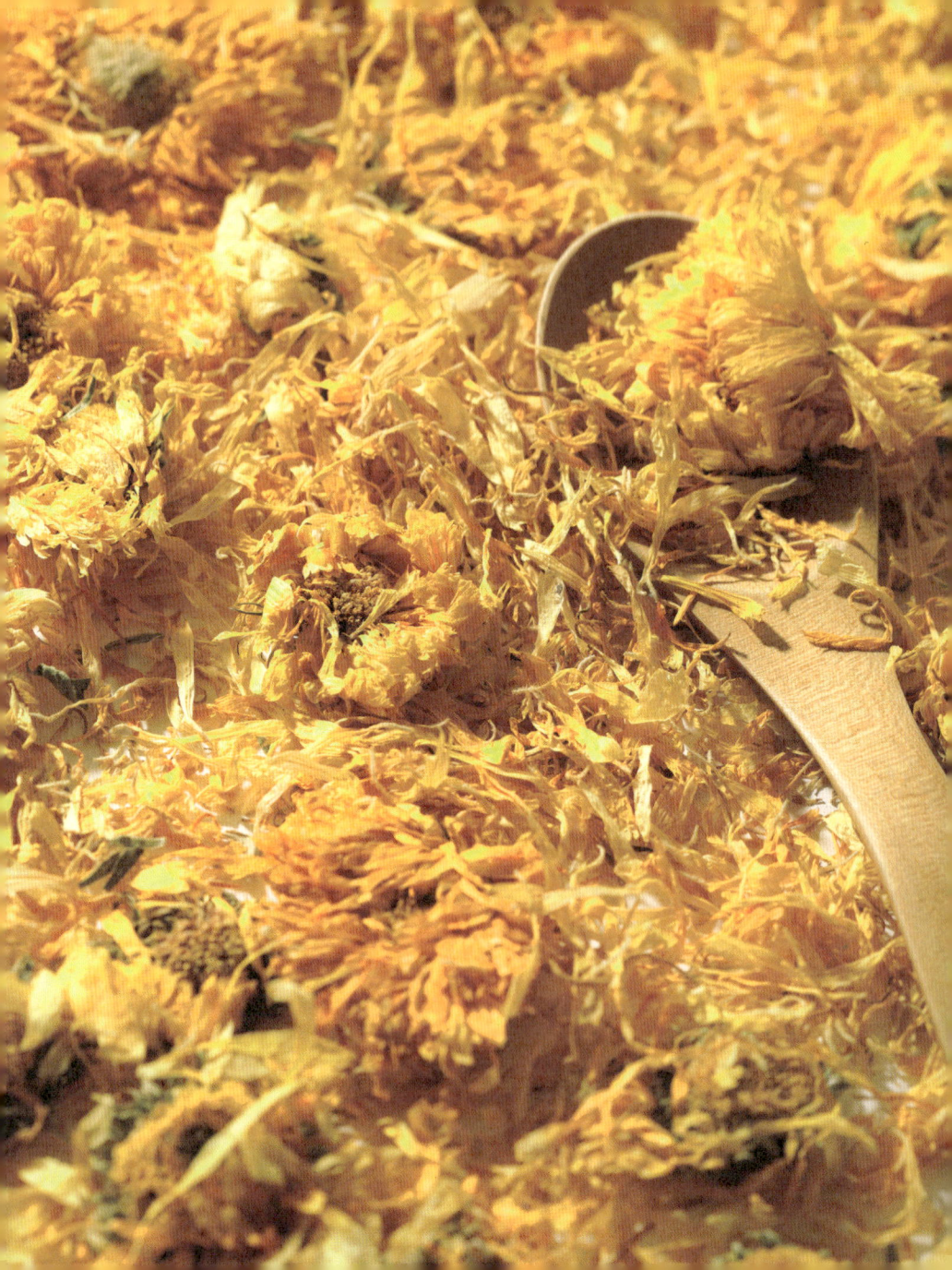

> recipe

修護乾燥脫皮肌膚的浸泡油

材料
- 德國洋甘菊：金盞花（1:1）
- 植物油 ································ 110ml
  （非食用的夏威夷果油、橄欖油等）
- 瓶子 ·································· 200ml
- 避光瓶（可裝按壓頭）················· 110ml
- 按壓頭 ·································· 1支

作法 ※ 與53頁相同
① 將植物油倒入瓶中，再加進香草植物後充分攪拌。在避免超出植物油的範圍內，裝滿香草植物。
② 蓋上瓶蓋浸泡2週左右，並以常溫保存。在這段期間一天須搖晃瓶子一次。
③ 2週後利用濾油紙或紗布過濾香草植物。
④ 將③分裝至按壓式避光瓶。

> 除了香草植物本身的功效外，植物油也具有滋潤效果。植物油質地會隨著植物特性、香氣而異，不妨先於香草專賣店確認後再選購。

利用金盞花防止皮膚乾燥

入秋後往往會面臨惱人的肌膚乾燥問題。在這種時候，便可選用金盞花浸泡油來採取對策。浸泡油是將香草植物浸泡於植物油中，以便有效利用其脂溶性成分，可用來製作乳液，或直接塗抹於皮膚使用。

金盞花是能預防肌膚不適、予以保濕的秋季護膚好幫手。鮮黃與橘色花瓣富含類胡蘿蔔素這種脂溶性成分，具有強力的抗氧化作用，持續使用，相信應該能延緩肌膚老化。

在茶飲方面則建議與德國洋甘菊做調配。無論何者都是嬰幼兒可使用，屬性溫和的代表性香草植物。

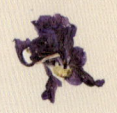

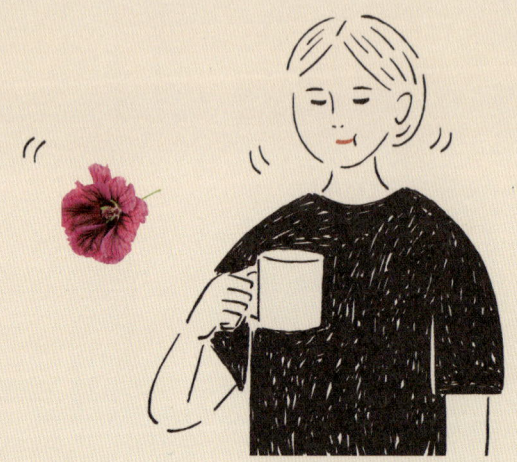

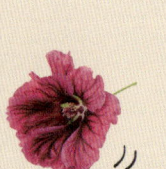

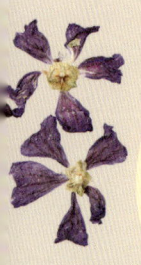

若想在返家後立刻用來漱口，
可以先泡杯熱茶飲用，
再將剩下的茶飲冰在冰箱，
並於當天使用完畢。

recipe

**可以直接飲用的
藍錦葵漱口水**

材料
- 熱水 ……………………………… 200ml
- 藍錦葵 …………………………… 約7朵花
- 檸檬草 …………………………… 1茶匙
- 百里香 …………………………… 1/2茶匙
- 胡椒薄荷 ………………………… 1/2茶匙

作法
① 將香草植物裝入茶壺內，注入熱水。
② 蓋上壺蓋悶泡3分鐘左右即可。待冷卻後再使用。

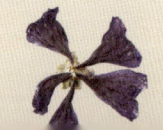

PART 1　香草植物是日常生活的好夥伴

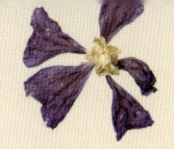

滋潤喉嚨、預防感冒

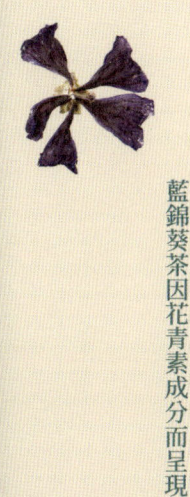

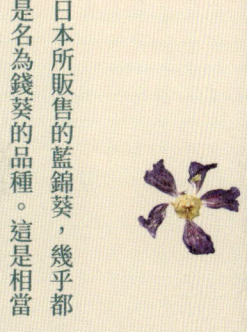

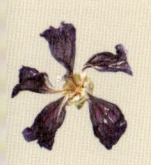

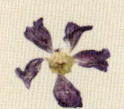

日本所販售的藍錦葵，幾乎都是名為錢葵的品種。這是相當容易種植，色彩鮮豔搶眼的花卉。在社群網站上也經常看到用藍錦葵裝飾茶飲的照片。

藍錦葵最大的特徵即為含有豐富的黏液質。黏液質除了在感冒引發喉嚨痛時，能保護黏膜，減輕刺激外，對口內炎等症狀也有效。而能充分發揮藍錦葵這項特性的方式，莫過於製成漱口水。藍錦葵本身的味道與香氣皆不明顯，搭配香氣宜人具有抗菌作用的檸檬草、百里香、胡椒薄荷來漱口，能讓口氣煥然一新。

藍錦葵茶因花青素成分而呈現出亮麗的藍紫色，加入幾滴檸檬汁，轉瞬間就會轉為粉紅色。這種宛如變魔術般的效果，也令其享有高人氣。此外，在出現感冒前兆想暖暖身子時，搭配以生薑泥加砂糖或蜂蜜熬煮成的薑糖漿也好喝又有效。

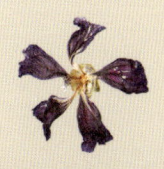

93

冬

暖身促進血液循環

冬季是聖誕節、新年等節慶活動輪番登場，令人感到雀躍的季節。由於外出機會變多，也必須採取預防傳染病的措施。

為了避免皮膚與黏膜的抵抗力下降，請記得勤洗手多漱口。

此外，冬季也是惱人的肌膚乾燥問題好發的時期。忙碌壓力大導致自律神經失調時，肌膚代謝也會隨之停滯，可能會造成肌膚水分含量下降。肌膚乾燥便容易受損，必須確實做好保濕工作。

面對因寒冬導致的手腳冰冷、乾燥問題，不妨在浴缸放入香橙（日本柚子）或橘子泡個澡，放鬆地透過香氣來紓壓，度過愜意的沐浴時光。

另一項值得推薦的好物，則是有助於溫暖身體，促進血液循環的野葛。野葛可以製成葛湯，若再加上生薑，喝完後整個身體都會變得暖呼呼。野葛是用來製作中藥「葛根湯」的植物，不僅能用來改善體寒問題，還能減輕感冒所引起的肩頸僵硬等情況。

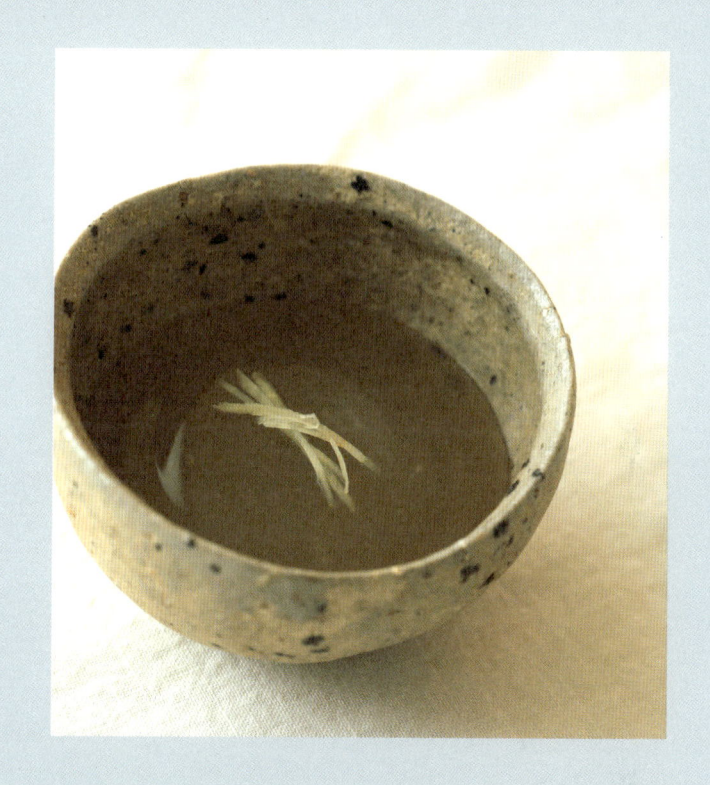

recipe

天冷時喝碗熱騰騰又暖身的葛湯

材料
- 葛粉 ---------------------------------- 20g
- 水 ------------------------------------ 200ml
- 蜂蜜 ---------------------------- 約1大匙
- 生薑 ------------------------------------ 少許
- 香橙皮 -------- 取薄片切絲 約5條

作法
① 將葛粉倒入100ml的水中，充分攪拌使其溶解。
② 小鍋內倒入100ml的清水加熱，使蜂蜜溶於水中。
③ 磨些許生薑加入小鍋內，加入溶於水的葛粉，攪拌加熱至變得黏稠後熄火。
④ 最後放上香橙皮即可。

使用迷迷香與生薑沖泡的香草茶，最適合在寒冷季節飲用。喝下生薑，身體就會立刻變得暖呼呼。迷迭香不只可泡茶，每天持續攝取，有助於改善手腳冰冷問題。以橘子皮所做成的生藥稱為「陳皮」，被用來調理脾胃、止咳化痰。以香草茶取代高湯熬煮的粥品，清淡爽口，是食慾不振時的好選擇。其他像是能提升免疫力的紫錐花、具有抗菌作用的金盞花、幫助消化的白蘿蔔或蕪菁、能暖身的枸杞、抑制發炎的薏仁等等，皆可依據身體狀況來加以調配組合。

---

recipe

迷迭香大發威之暖身香草茶

材料
- 熱水 ---------------------------- 200ml
- 迷迭香 -------------- 約5cm長枝條1根
  （乾燥迷迭香為1/2茶匙）
- 生薑 ---------------------------- 2片薄片
- 橘子皮 -------------------- 切絲 約5條

作法
① 將迷迭香、生薑、橘子皮裝入茶壺內，注入熱水。
② 蓋上壺蓋悶泡3分鐘左右即可。

PART 1　香草植物是日常生活的好夥伴

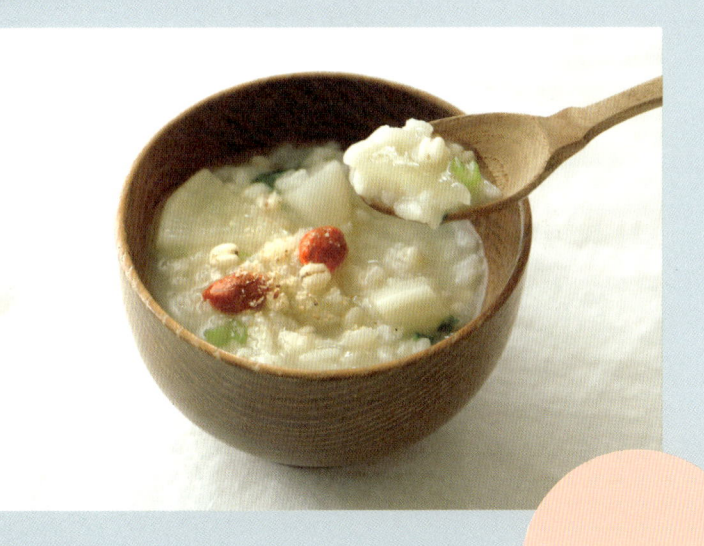

加上鯛魚、鱈魚等白肉魚也很美味。

recipe

以香草茶作高湯的暖呼呼養生粥

材料
- 薏仁 ───── 1大匙
- 昆布 ───── 1片
- 水 ───── 350ml
- 紫錐花 ───── 1茶匙
- 金盞花 ───── 1大匙
  （不易以湯匙計量，也可用筷子夾取一次的量來取代）
- 柴魚片 ───── 1g
- 高湯袋 ───── 1枚
- 芹菜 ───── 1根
- 蕪菁 ───── 1/4顆
- 蕪菁葉 ───── 少許
- 白蘿蔔 ───── 3cm厚
- 生薑 ───── 3切片
- 枸杞 ───── 3顆
- 鹽 ───── 一小撮
- 熟飯 ───── 100g

作法
〔前置作業〕預先將薏仁泡水2～3小時。也可放置冰箱浸泡一夜。浸泡水也一併用來煮粥。
① 在鍋子裡放水，將昆布浸泡30分鐘左右。
② 將紫錐花、金盞花、柴魚片裝入高湯袋內，放入鍋中加熱。
③ 沸騰後熄火，取出高湯袋與昆布。
④ 將熟飯、鹽巴、切成2cm塊狀方便食用的白蘿蔔、蕪菁、薏仁、生薑放入鍋中，以小火煮15分鐘左右。
⑤ 加入切細的蕪菁葉、枸杞，以小火煮2分鐘即可。

2
Tincture

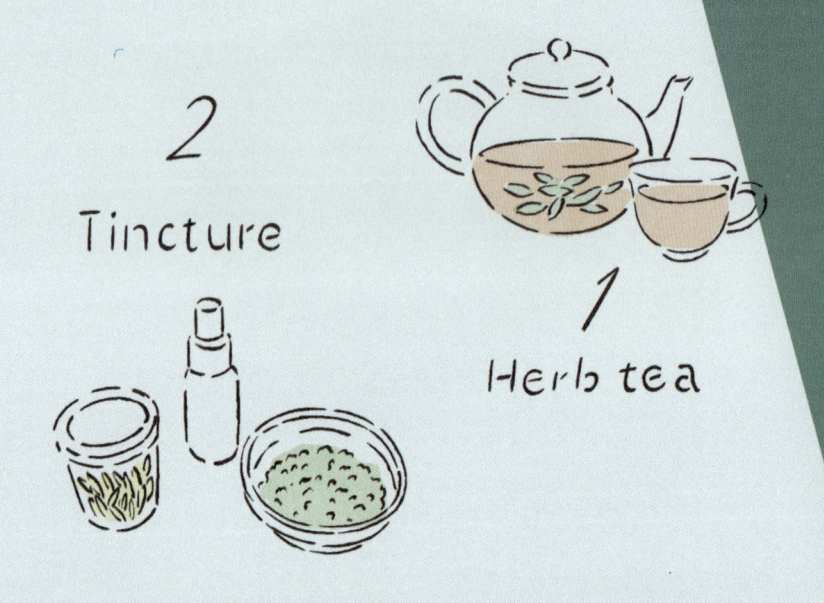

1
Herb tea

紫錐花三種活用法

紫錐花是常用於治療疱疹、膀胱炎、感冒等感染症的香草植物，也是在冬季提升免疫力的一大幫手。

攝取紫錐花最簡單的方式即為茶飲。若覺得有個獨特的味道，搭配德國洋甘菊應該就會比較好入口。此外，在感冒初期喉嚨痛時，可以加上富含黏液質的藍錦葵來保護黏膜。鼻塞時，搭配含有薄荷醇的胡椒薄荷，有助於呼吸暢通。

紫錐花酊劑也是值得推薦的好物。裝入避光瓶置放於陰涼處，大概能保存一年。使用方法相當多元，例如滴幾滴在水或湯品、花草茶中、直接飲用或漱口。以純淨水稀釋5～10倍，沾濕紗布或脫脂綿，就能

PART 1　香草植物是日常生活的好夥伴

3
Ochazuke

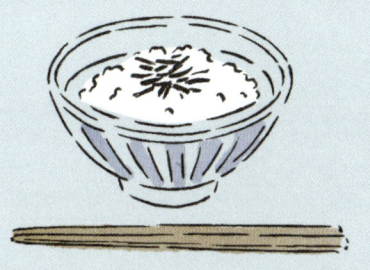

recipe

提升免疫力之
紫錐花茶泡飯

材料
- 熟飯 ---------------------- 1 碗
- 熱水 ---------------------- 200ml
- 紫錐花 -------------------- 1 茶匙
- 金盞花 -------------------- 1 茶匙
- 柴魚片 -------------------- 一小撮
- 鹽昆布 -------------------- 一小撮

作法
① 將飯盛入碗中,放上配料與鹽昆布。
② 在茶壺內放入香草植物與柴魚片,注入熱水。
③ 大約經過3分鐘後,將茶水淋在飯上即可。可依個人喜好,淋上醬油等調味料增添香氣。

推薦的配料
- 鯛魚等白肉魚生魚片
- 山芹菜
- 芝麻

用來消毒傷口。在身體不適或忙碌時,也可以製成方便食用的茶泡飯。紫錐花搭配金盞花、柴魚片與鹽昆布,會呈現出清爽的風味。利用山芹菜、芝麻、香橙來增添香氣、加上汆燙過的白肉魚、蕪菁或白蘿蔔補充營養素,也是很好的做法。

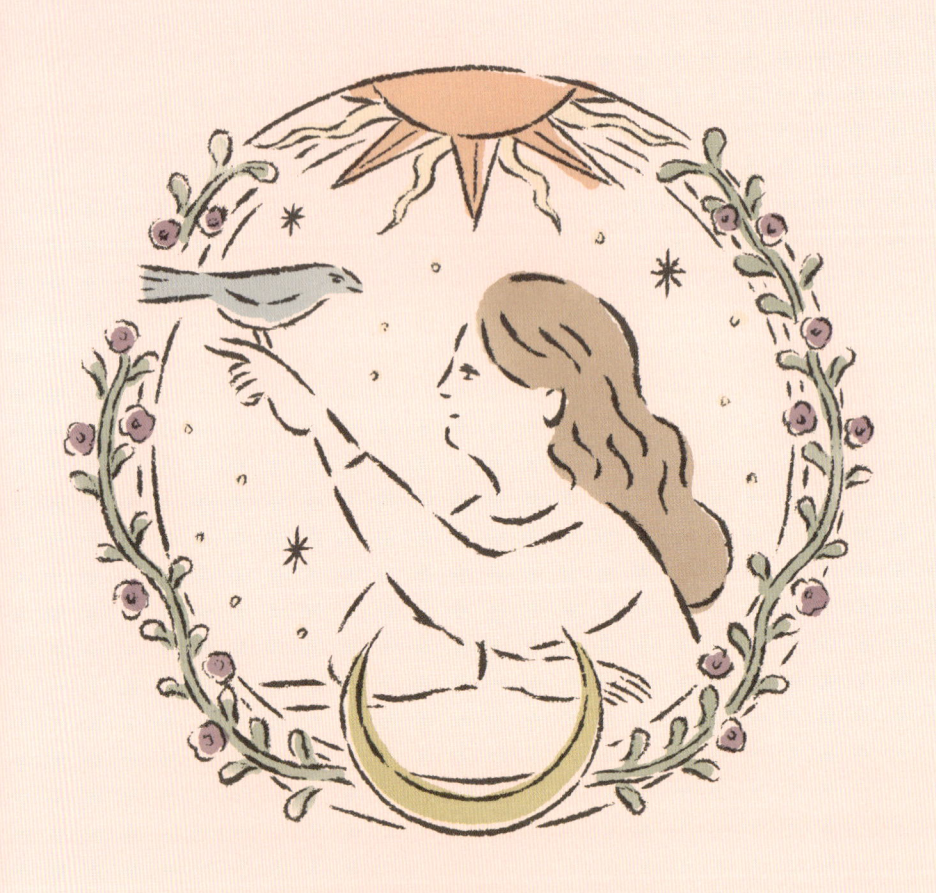

女性的一生

女性在一生當中,會歷經生理期、懷孕、生產等各種身體變化,
生活中受到荷爾蒙影響而感到不適的情況,其實並不少見。
在這種時候,不妨借助香草植物之力來舒緩各種症狀。

與女性荷爾蒙的變化和平相處

女性荷爾蒙分泌量會隨著年齡而有所變化。諸如就業、結婚、生產、成為家庭照顧者等，每個人生階段都會面臨劇烈轉變，有時也會對身心平衡造成影響。女性自進入青春期以來，長年離不開有關月經不順、經前症候群（PMS）、經痛等女性特有的煩惱。歷經懷孕、生產、承受著產後哺乳與育兒的辛勞，操持家務與工作賺錢，接著來到更年期，肌膚老化，漸漸失去彈性和光澤也會成為另一項令人在意的問題。而這些現象其實皆受到女性荷爾蒙的影響。

當女性荷爾蒙失調時，便容易感到身體不適，情緒可能會更加煩悶。面對這種情況，正是香草植物可以派上用場的時刻。每天再怎麼忙，也請利用空檔時間為自己泡杯花草茶喘口氣。泡個香草浴放鬆身心也是很好的選擇。心靈與身體是相連的。即便出現一些小毛病，調整心態也很重要。只不過，覺得放心不下時還請向專科醫師求診。

女性的好朋友，覆盆子葉與番紅花

緩解生理期與更年期的不適症

覆盆子葉能調節子宮與骨盆周圍的肌肉，在歐洲自古以來稱為「順產香草」。它還能舒緩生理期的腰痠情況，不妨積極加以攝取。與玫瑰果調配飲用，還能補充維生素C，預防肌膚問題。如若偏好清爽的香氣，檸檬草也是不錯的選擇。想預防感冒或口內炎等症狀時，可透過百里香增添抗菌力。覆盆子葉也有助於緩解口腔黏膜發炎。

此外，番紅花是促進女性荷爾蒙調節的代表性香草植物。日本自古以來會將其紅色雌蕊用於舒緩生理期或更年期的頭痛與暈眩等情況。最推薦的攝取方式為番紅花奶茶。散發著辛香味與番紅花香的熱牛奶，會與生薑和香辛料合力溫暖身體，對生理痛所產生的不適與體寒情況也有所助益。佐以蜂蜜增添甜味，也有益於緩解煩躁的情緒。只不過，番紅花具有促進子宮收縮的作用，應避免在懷孕期間攝取。

PART 1　香草植物是日常生活的好夥伴

懷孕期間的孕吐對策因人而異

懷孕期間的孕吐症狀不但難受，而且個體的輕重程度落差大，因應方式也百百種。若欲透過茶飲來緩解噁心反胃感，建議以生薑搭配薄荷胡椒。這個組合能溫暖身體，保護孕期間不致受寒。

喝不了花草茶的孕婦，可以使用覆盆子葉、生薑、醃梅子來煮味噌湯。覆盆子葉的香氣和日式料理的高湯很契合，醃梅子的酸味亦能緩解孕吐的不適感。夏天做成冷湯也很可口。

然而，醃梅子的鹽分含量高，必須注意攝取量。儘管醃梅子的含鹽量不一，在風味比例的拿捏上，一碗味噌湯使用 1/3～1/2 顆是比較適切的用量。

話說回來，在懷孕期間，口味與香味的喜好會有所改變。原本喜歡的東西也有可能變得無法接受。在選用香草植物時，還請先評估香氣或風味是否令自己感到舒服、烹製方式是否簡單方便。

懷孕後期～產後不適就用蒲公英與茴香來緩解

消化器官在懷孕後期因受到壓迫，運作會變得緩慢，導致不少孕婦出現惱人的便祕或消化不良問題。在這種時候，就可以用蒲公英搭配玫瑰果來泡茶。喜愛咖啡者可以用研磨機等工具將蒲公英磨碎，再以滴漏方式沖泡，風味會更接近咖啡。由於不含咖啡因，也很適合懷孕與哺乳期間飲用。不過，也有人因為蒲公英的苦味成分導致胃酸過多而感到不舒服。若有孕吐情形，起初請先進行稀釋，少量飲用。

在懷孕期間確保能讓身體好好休息的環境相當重要，請在可行的範圍內，找出適合自身的生活方式，凡事以不勉強硬撐為準則。

產後則很推薦使用人氣廚房香草，茴香。眾所周知茴香有助於排出腸道氣體，緩解難受的脹氣問題，還能促進母乳分泌。在緊接而來的忙碌育兒生活中，還請利用茴香籽搭配有助於安撫神經的德國洋甘菊，喝杯茶喘口氣。

停經前後的各種症狀就交由促進放鬆的香草來排解

停經前後5年，總計約10年的時間被稱為更年期，儘管存在著個體差異，多半發生於50歲左右。

在這段期間會出現盜汗、燥熱難耐的熱潮紅、情緒煩躁難以入睡、失眠、肩頸僵硬、疲勞、暈眩、頭痛等各種症狀。嚴重時有些人甚至必須臥床靜養。請別獨自承擔所有憂慮，適時求助他人、盡可能轉換情緒，試著將這段時期想成是邁向人生新階段的準備期間。善待自己，立定「休息計畫」也是不錯的做法。

體寒會導致內分泌失衡，請以德國洋甘菊或覆盆子葉茶來溫暖身體，同時放鬆身心。沐浴時選用喜愛的香氛，進行深呼吸，有意識地為自身營造紓壓時光。玫瑰與玫瑰天竺葵有助於荷爾蒙平衡，能提振低落的情緒，讓心情變得開朗積極。在難以入眠的時候，建議在就寢前喝杯由西番蓮與檸檬香蜂草或檸檬馬鞭草調配而成的花草茶。在枕邊放置薰衣草或喜愛的香氛袋也是很好的助眠方式。

終生受用的女性香草植物保健法

本單元要為讀者們介紹各種能緩解惱人症狀、療癒負面情緒的香草植物食譜。

孕吐對策① 花草茶

材料
- 熱水 ------ 200ml
- 生薑 ------ 3切片
- 胡椒薄荷 ------ 1/2茶匙

作法
① 將所有材料裝入茶壺內，注入熱水。
② 蓋上壺蓋悶泡3分鐘左右即可。

舒緩生理痛、PMS的覆盆子葉茶

材料
- 熱水 ------ 200ml
- 覆盆子葉 ------ 1茶匙
- 檸檬草 ------ 1茶匙
- 玫瑰果 ------ 1茶匙
- 百里香 ------ 1/2茶匙

作法
① 將香草植物裝入茶壺內，注入熱水。
② 蓋上壺蓋悶泡5分鐘左右即可。

孕吐對策② 覆盆子葉與生薑味噌湯

材料
- 熱水 ------ 200ml
- 覆盆子葉 ------ 1茶匙

A
- 生薑 ------ 磨泥 1/2 小匙
- 味噌 ------ 1小匙
- 醃梅子 ------ 1/2顆
- 柴魚片 ------ 一小撮

作法
① 將材料A放入碗中。
② 將香草植物裝入茶壺內，注入熱水。
③ 蓋上壺蓋悶泡3分鐘左右，倒入碗中即可。

改善荷爾蒙失調的番紅花奶茶

材料
- 番紅花 ------ 10根左右（0.1g）
- 牛奶 ------ 200ml
- 蜂蜜（依個人喜好）

作法
① 牛奶倒入小鍋內，放入番紅花，在快要沸騰時隨即熄火。
② 注入杯中，可依個人喜好添加蜂蜜。

推薦的佐料
- 杏仁（薄片）　• 開心果
- 小荳蔻（粉末）　• 生薑（薄片）

以玫瑰薰香享受奢華時光

材料
- 熱水 ---------------------------- 約400ml
- 玫瑰天竺葵葉 ---------------------- 數片
- 玫瑰（乾燥花瓣）------------------- 10片
- 耐熱容器（玻璃碗等）

作法
① 將玫瑰天竺葵與玫瑰撒在容器內，再淋上熱水。
② 隨同蒸氣飄散的香味若變淡了，再補加熱水。

輕柔香甜，穩定情緒的茴香茶

材料
- 熱水 ---------------------------- 200ml
- 茴香 ---------------------------- 1茶匙
- 菩提花 -------------------------- 1茶匙
- 德國洋甘菊 ---------------------- 1茶匙

作法
① 將香草植物裝入茶壺內，注入熱水。
② 蓋上壺蓋悶泡3分鐘左右即可。

舒緩惱人熱潮紅的冰毛巾

材料
- 無水酒精 ------------------------ 5ml
- 純淨水 -------------------------- 45ml
- 精油 ---------------------- 橙花或玫瑰
  0.25ml～0.5ml（5滴～10滴）
- 噴霧瓶 -------------------- 1支 50ml
- 毛巾 ---------------------------- 1條
- 保冷劑 -------------------------- 1個

作法
① 將無水酒精與精油倒入噴霧瓶，充分搖勻。
② 加入純淨水，再度搖勻。請參照P38步驟。

使用方式
① 以毛巾包裹保冷劑。
② 將液體噴灑在毛巾上。
※ 使用純淨水手工製作的噴霧，請存放於冰箱等陰涼處，並盡量在1個月內使用完畢。

改善便祕花草茶

材料
- 熱水 ---------------------------- 200ml
- 蒲公英 -------------------------- 1茶匙
- 玫瑰果 -------------------------- 1茶匙

作法
① 將香草植物裝入茶壺內，注入熱水。
② 蓋上壺蓋悶泡5分鐘左右即可。

香氣宜人身體保濕潤膚油

材料
- 摩洛哥堅果油 -------------------- 25ml
- 精油 ---------------------- 0.25ml（5滴）

作法
將摩洛哥堅果油與精油混合。

推薦的精油
- 玫瑰　● 香檸檬　● 橙花

COLUMN

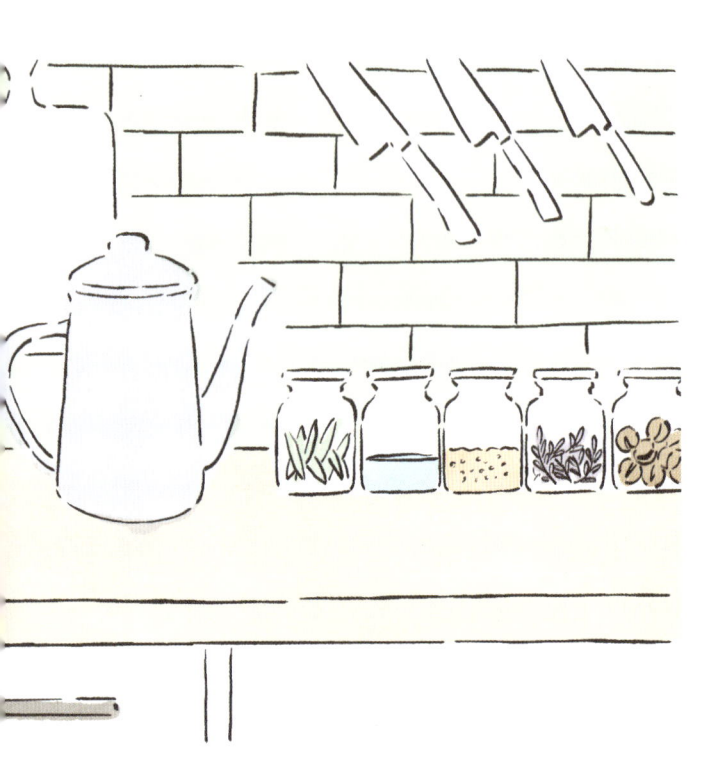

廚房常備香草 5 選

若欲在日常生活中活用香草植物,那麼「廚房香草」會是很好的選擇。廚房香草具有幫助消化、溫暖身體的作用,有益於吸收營養,讓人得以透過飲食維持健康。香草植物的香氣能刺激食慾、增添風味、為料理的賣相加分。本篇要為大家介紹5種可常備於家中靈活運用的廚房香草。

在全球各地以番茄為基底的料理不勝枚舉,像是義式蔬菜湯、番茄燉海鮮等等,而牛至則是製作番茄料理時不可或缺的法寶。此外,百里香可用來消除魚類與肉類腥味,最適合搭配炙烤料理或義式水煮魚等燉煮料理。在醃漬食材時,不妨以調味料加香草植物的方式

108

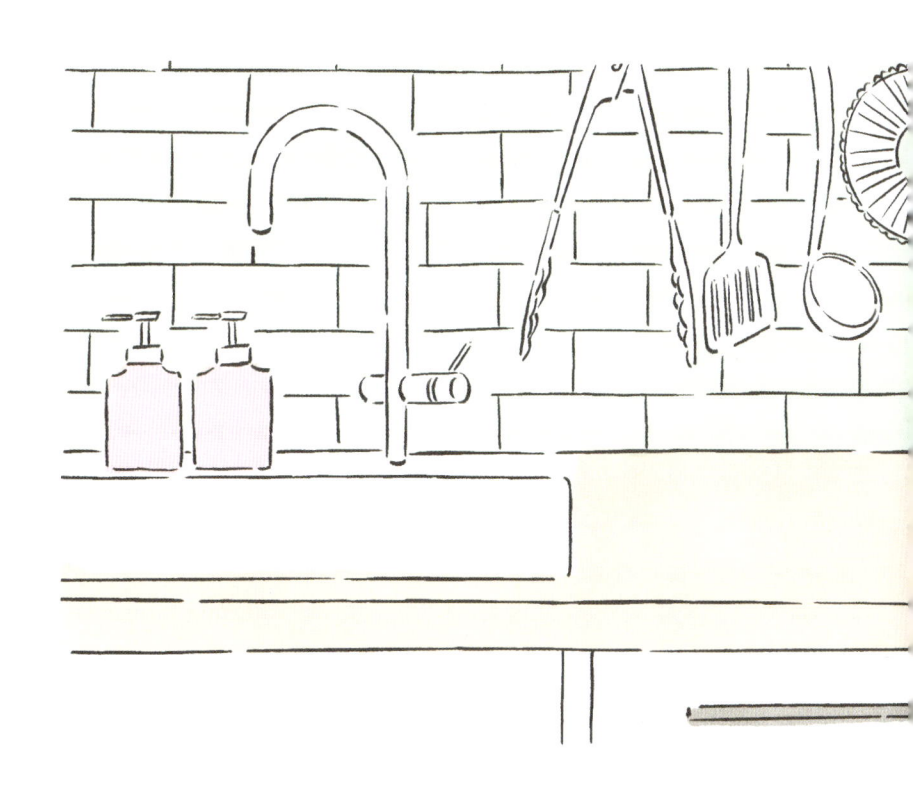

來幫助入味。義大利芫荽能用來製作法式蔬菜燉肉、燉菜等燉煮料理的高湯，切碎撒在料理上也相當美觀。羅勒則是醃雞肉、白肉魚的基本香草，並被用來當成義大利麵佐料或製作醬料等等。月桂可用於咖哩或燉菜等燉煮料理，還可搭配油醋醬來醃漬食材。另外，橄欖油與這5種香草植物十分契合，善加組合搭配也是烹飪時的小技巧。

PART 2

活用香草植物之力的
基礎知識

本章將分享各種有趣又實用的知識，
讓大家能在每天的生活中感受到植物的美好。

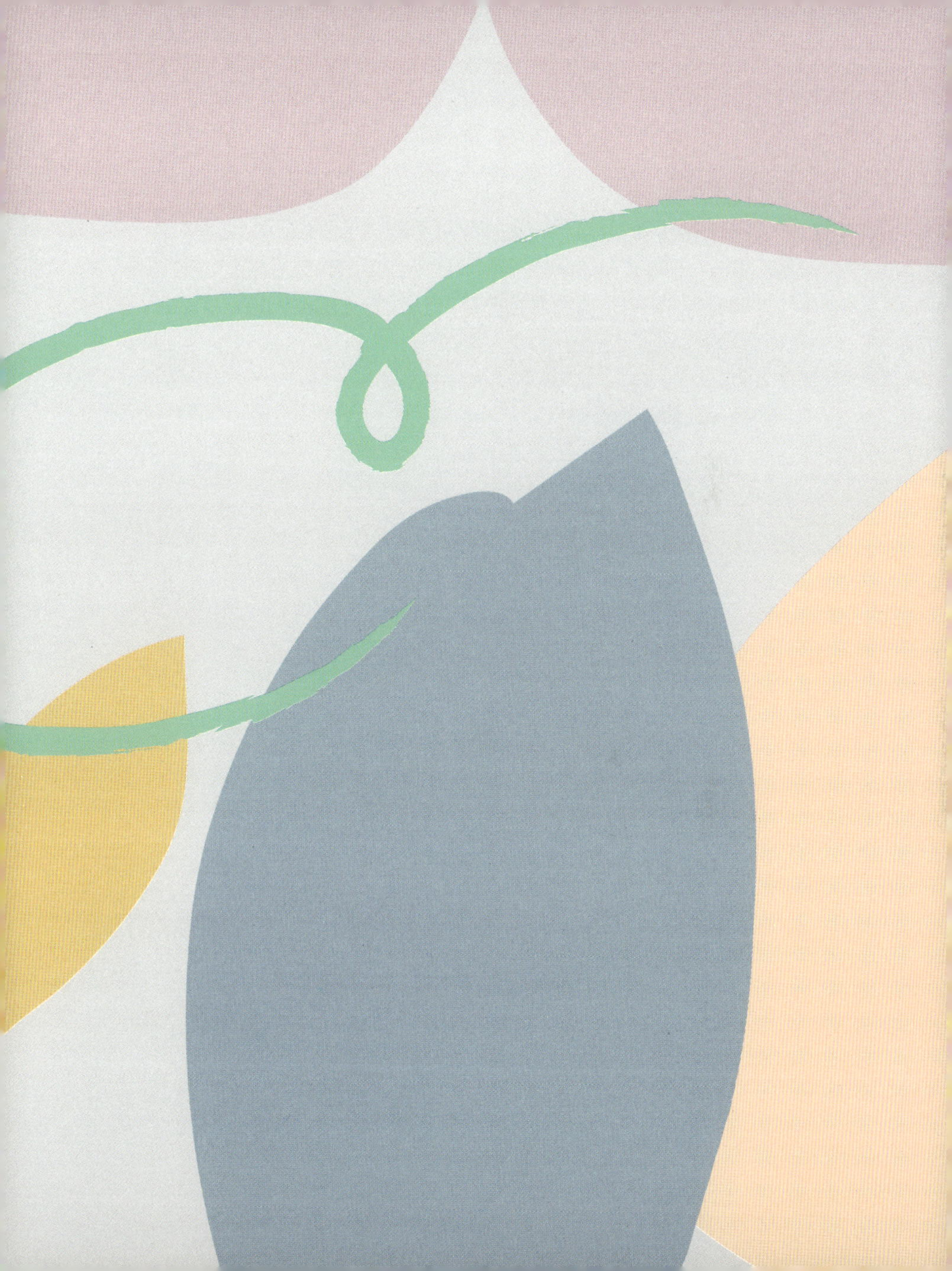

何謂「植化素」（植物性化學成分）

香草植物的顏色、風味、香氣……

香草植物所生成的植化素（植物性化學成分），具備了有益人體的各種作用，也與植株的顏色、風味、香氣息息相關。比方說，一般常聽到能用來減輕眼睛疲勞的「花青素」成分，即為呈現出紅色或紫色的植化素之一。據悉，一種植物所含有的成分高達數百項。

本單元也會一併介紹 PART 1 收錄的 recipe 當中所含有的植化素。

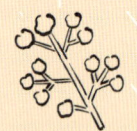

芹菜素

類黃酮之一，能穩定神經、放鬆肌肉，具有紓壓的作用。

含芹菜素的香草植物
- 德國洋甘菊　●西番蓮
- 胡椒薄荷　●百里香　等

單寧酸

將鮮花插進花瓶之前，之所以要把水分瀝乾，是因為植物為了躲過細菌攻擊，會分泌名為單寧酸的成分，瞬間將傷口封閉起來的緣故。自古以來人們便利用植物的這種特性，作為治療傷口的藥物。單寧酸也被用於口腔潰瘍與止瀉，嘗起來帶有澀味。

含單寧酸的香草植物
- 茶葉 ●聖約翰草
- 覆盆子葉 ●路易波士
- 百里香 ●薰衣草 等

多醣體

能促使黏液或凝膠化等性質變滑順。添加於果醬的果膠也是一種多醣體。此成分能在喉嚨痛時保護黏膜，在美容方面則可作為化妝水等保養品配方。

含多醣體的香草植物
- 藍錦葵 ●洛神花
- 玫瑰果 ●接骨木花
- 菩提花 等

香氣成分（精油成分）

摘採香草植物時所釋放而出的香味，以及沖泡花草茶時與蒸氣一同冉冉上升的香氣，皆具有放鬆身心、調節荷爾蒙平衡的功效。其他還有驅逐害蟲、抗菌等作用。

萃取香草植物有效成分，加以活用的方法

香草植物可透過各種方式來使用，例如沖泡茶飲、浸泡在油裡做成香草油、感受香氣環繞的薰香等等。這是因為，單一香草植物含有許多有效成分，這些成分適用於不同的使用目的，從而發展出不同的應用型態。香草植物的成分主要可分為「水溶性」與「脂溶性」兩種，會分別使用水、油、酒精等物萃取出相關成分。

花草茶等以水為基底的產物，主要用於萃取水溶性成分。油能萃取脂溶性成分，酒精則能分別萃取出水溶性與脂溶性兩種成分。

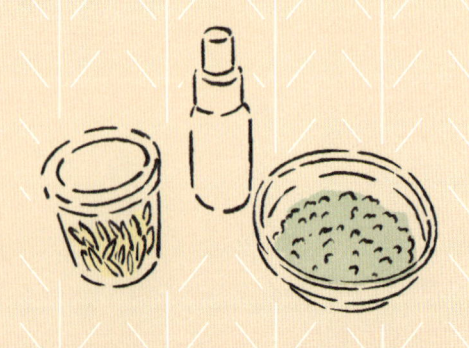

溶於油中

浸漬
可分為浸泡於常溫油品（冷萃法），以及加熱（熱萃法）兩種作法。萃取出香草植物成分的「浸泡油」（53頁、91頁）可製成身體精華油或軟膏。使用食用油製作時便可用來烹飪。

烹製
使用奶油或油品，透過熱炒或烹煮的方式加熱，萃取香草植物成分。

溶於酒精

浸漬
浸泡於常溫酒精所製成的酊劑，可添加於花草茶中、作為創傷外用藥或化妝水等物品的原料。酊劑的酒精會隨著加熱而多少蒸發掉，亦可用來製作熱紅酒。

其他

將乾燥香草植物裝袋
可做成香氛袋（27頁）、鞋撐（31頁）、香草枕（45頁）。

裝飾
綑綁做成花束掛飾（57頁）或用來美化餐桌（61頁）。

以水萃取

花草茶
以熱水沖泡花草茶，植物的水溶性成分就會被釋放到茶水裡。與蒸氣一同飄散而出的香氣（精油）則為脂溶性成分。
能被身體吸收的主要是水溶性成分，不過感受香氣也有促進放鬆的功效。以「冷泡」方式製作，能降低咖啡因的釋放量。

烹煮
以鍋具來烹煮香草植物，萃取出的成分會更加濃郁，可用來補充泡澡水，或為湯品增添香氣。與砂糖、檸檬烹煮而成的濃縮糖漿（79頁），亦可當成糖蜜使用。

製成精油使用

精油是透過水蒸氣蒸餾法等方式，萃取出香草植物所含有的成分。由於成分的濃度相當高，刺激性強，無法直接塗抹於皮膚上，但以荷巴油等植物油（基底油）進行稀釋，就能當成精華油使用。若將精油與酒精混合，可作為消毒液或居家、隨身香氛；滴在熱水中則可以享受薰香樂趣。

具備香草使用知識乃自我保養的基礎

欲發揮香草植物的有效成分,在健康與美容方面活用其功效,從平時便注重自我保養,調整身心狀態是很重要的。我們的健康主要透過①飲食、②睡眠、③適度的運動,這3大項目來維持。接下來將為大家解說如何在各個項目中發揮香草植物之力。

1 飲食

請從平時便均衡飲食,獲取身體所需的各種營養。若欲活用香草植物,則推薦方便以花盆種植的「廚房香草」。大多數的廚房香草,例如迷迭香、百里香、牛至、義大利芫荽等,皆具有強健包含腸胃在內的消化器官的作用,用來入菜也有助於營養的吸收。而且這些植物的香氣亦能增進食慾,令人吃得津津有味。若出於食用目的而打算種植香草植物時,請先確實確認品種名、學名以及用途(食用或觀賞用)再購買。

2 睡眠

有睡眠困擾的人，在傍晚過後，應避免接觸電子產品光線或室內照明強光，不妨泡個溫水澡，在各種日常環節下功夫。若欲借助香草植物之力，則可將薰衣草香氛袋（27頁）或香草枕（45頁）置於枕邊，感受香氣，或在就寢前喝杯洋甘菊茶，營造放鬆時光。

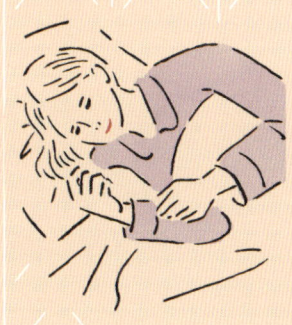

3 適度的運動

運動是為了維持肌力與身體機能，促進健康，請控制在有點喘又不會太喘的強度範圍內，適度地進行。能提升身體新陳代謝的洛神花，有助於消除運動後的疲勞。與富含維生素C，能養顏美容的玫瑰果（25頁）一起調配成茶飲，相當美味。

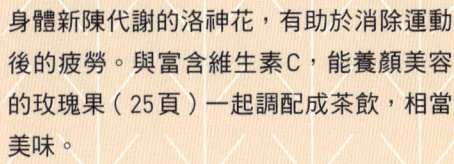

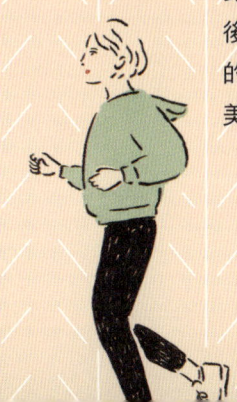

香草植物所具有的各種效用

香草植物能調節身體機能，帶來各式各樣的作用。此外，單一香草植物含有多種有效成分，與其他香草搭配，有望帶來加乘效果。

欲實際感受到保健功效，祕訣就在於養成使用香草植物的習慣。然而，這並不需要每天都以同樣的方式來攝取。以金盞花為例，感冒喉嚨痛時，除了搭配洋甘菊沖泡茶飲外，做成茶泡飯（99頁）也很美味。

覺得雙手乾燥粗糙時，不只可透過以浸泡油（91頁）製成的軟膏或護手霜來保養，還能加在熱水裡泡手，溫暖雙手促進血液循環。

有些人剛開始攝取香草植物不久，就能感到效用，有些人則會花上數日或幾個月的時間。

比方說想減輕感冒症狀時，直到好轉前，一天不妨攝取3次香草植物。這是因為溶於花草茶中的成分，被身體吸收後大約經過6小時就會排出體外。請在可行的範圍內，找出能增添生活樂趣而且得以持之以恆的方法。

本篇將針對香草植物的一部分作用為大家做介紹。

消除疲勞
活化新陳代謝、
產生能量，
令身體充滿活力。

幫助消化
提升腸胃功能，
促進胃液與膽汁分泌。

調節荷爾蒙
對荷爾蒙分泌
產生作用，
促進身心平衡。

減輕疼痛
緩解肌肉緊繃、
緩和疼痛。

溫暖身體
促進血液循環，
預防體寒所造成的不適。

放鬆效果
舒緩情緒與神經緊繃、
促進身心放鬆。

抗氧化
抑制細胞氧化，
亦即延緩老化。

抗菌、抗真菌、抗病毒
預防感冒或
避免傷口感染。

提升免疫力
提高身體對細菌、
病毒、異物的抵抗力。

草藥、芳療、漢方⋯⋯世界各地的自然療法

自古以來世界各地皆發展出活用香草各種作用的治療法，日本也不例外。本篇將針對在日本亦備受關注的幾種自然療法做介紹。

花療法

利用花卉的紓壓力量來放鬆心靈的方法。由愛德華・巴哈（Edward Bach）博士所發明的花療法，是使用花精（Flower Remedy）這種吸收了花朵能量的液體，來找回心靈的平衡。

芳香療法

活用植物所具備的香氣成分，亦即精油來療癒身心的方法，例如薰香等方式。芳療有時也會被用於醫療或照護現場。想穩定情緒、令心明亮、紓壓放鬆時皆可使用。

森林浴

漫步於森林中，接觸綠色植物，放鬆身心的方法。樹木等植物為了避免害蟲或病原菌接近，會釋放精油（香氣成分）。這種性質被稱為芬多精（phytoncide），不但能療癒人類身心，還能淨化空氣。實際上，據悉在森林活動筋骨後，免疫細胞也會變得活躍。

阿育吠陀

源自印度、斯里蘭卡的傳統醫療，據說是世界最古老的傳統醫學。阿育吠陀將身心類型分為3種不同體質（Dosha），分別是「風」（Vata）、「火」（Pitta）、「水」（Kapha），並認為三者之間均衡調和才能維持健康。這門醫學以數百種藥用植物為中心來製作藥方，時至今日，在印度必須考取國家證照才能成為阿育吠陀醫師。

漢方

於中國古代形成的傳統醫療，傳來日本後隨著在地的氣候、文化、體質等而獨立發展出來的療法。漢方認為構成人體的「氣、血、水」之間的均衡相當重要。「氣」指的是生命能量、「血」為賦予營養之物、「水」則是滋潤身體之物。漢方所使用的漢方藥原料，主要是以植物的葉、莖、根等部位做成生藥。

● 佳木（Jamu）

印尼的傳統藥物，據信源自阿育吠陀。人們會根據身體不適情況或症狀，利用薑黃、生薑、肉桂等香辛料，以及草木、花、水果等物來調配藥方。如今在印尼還可透過各種管道，例如佳木專賣店、攤商、藥廠產品等購得佳木。

※阿育吠陀、漢方、佳木等傳統醫學，除了植物以外，也會使用動物、礦物等製作藥物。

適合家庭常備的「綠色藥箱」陣容推薦

大家應該會在家用急救箱或藥箱中常備幾種藥物，以備不時之需吧。同樣的，也可以挑幾種自己覺得用得順手的香草植物來存放。本篇會針對由6種值得推薦的常備香草所組成的「綠色藥箱」來做介紹。還請根據自身的生活型態或節令來組合搭配使用。

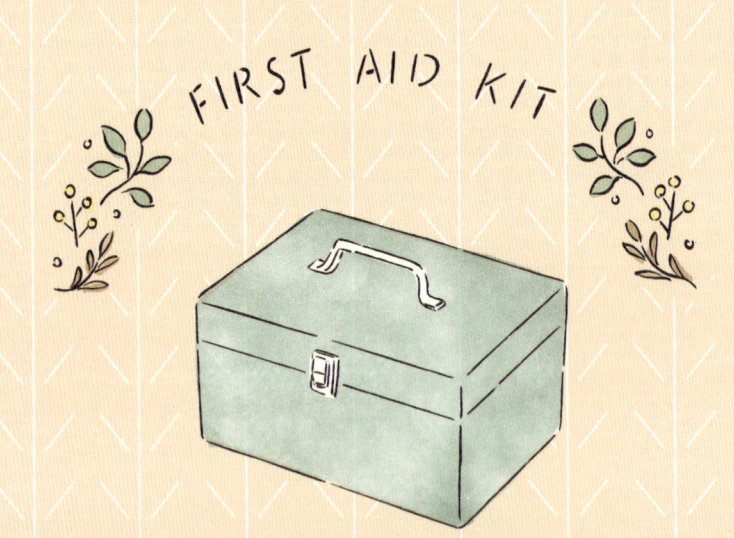

FIRST AID KIT

德國洋甘菊

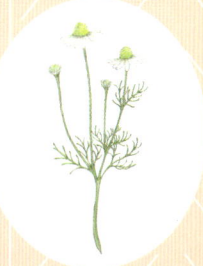

萬能 香草

想減輕喉嚨痛或頭痛症狀、放鬆身心時，就可以沖泡飲用，是一種有益於調節身心的萬能香草。

金盞花

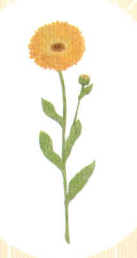

護膚 香草

能用於日常生活中會遇到的肌膚或黏膜問題，諸如傷口、濕疹、口內炎、喉嚨發炎等等。可沖泡茶飲、做成酊劑、軟膏等物應用。

薰衣草

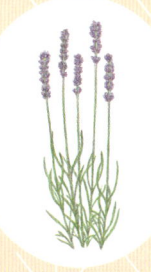

紓壓 香草

覺得有壓力時，透過香氣能舒緩情緒。將香氛袋置於枕邊、放入浴缸中泡個香草浴都是很好的方式。

紫錐花

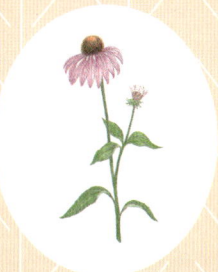

提升免疫力 香草

感冒時可透過茶飲或酊劑的方式來攝取。在身體絕不能有任何閃失的重要時刻，能成為最佳守護者。

覆盆子葉

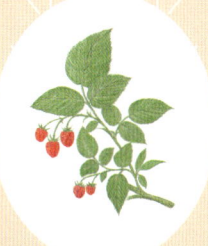

婦科 香草

可用於生理痛、經前症候群（PMS）、口內炎、腹瀉等情況。泡茶飲用是最方便的方法。

蕁麻

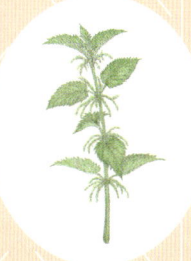

抗過敏 香草

可用於預防異位性皮膚炎、過敏、蕁麻疹。蕁麻能淨化血液，調節身體機能。若欲改善花粉症，請從冬天開始飲用蕁麻茶，並持續3個月以上時間。

香草的歷史

遠在西元前便已多方應用

香草植物自古以來便為人所用。據悉在古埃及會將丁香或肉桂等物一起放進收納木乃伊的棺木裡。泥板文書亦留有使用香草植物進行治療的記述。

在古羅馬稱霸的西元1世紀左右，身兼醫師與植物學家的佩達努思‧迪奧斯科里德斯（134頁）完成《藥物論》一書。這部書籍共有5卷，羅列出可取得樹脂、果實等物的植物。在這之後，內容幾經補充與修訂，直至16世紀左右，皆被視為藥物聖經而備受推崇。

西元2世紀左右，相傳身為醫學家、哲學家的蓋倫，調配了超過500種類的香草植物來用於治療，並以各種劑型（藥片、藥膏等）來開立處方。這種製劑技法被稱為「蓋倫製劑」，不斷傳承並沿用至今。

在中東與歐洲進化

於古希臘、羅馬發展而成的醫學，接著傳至東方，與阿拉伯醫學形成融合，衍生出與中國醫學、印度醫學並列為世界三大傳統醫學的尤納尼

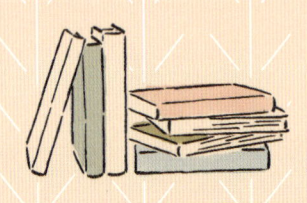

（Unani）醫學。

約活躍於10世紀的波斯醫師伊本・西那（Ibn Sina）（又名阿維森納，Avicenna）肯定尤納尼醫學，並以體液病理學說為基礎進行研究。他在《醫學典範》全五卷的第二卷中，寫下了使用超過700種礦物與香草調製而成的處方藥。此外，相傳他透過當時盛行的煉金術，確立了用於香草植物的蒸餾法，為現代芳香療法打下基礎。

12世紀左右的歐洲在西羅馬帝國滅亡後，由修道院負責提供醫療服務。德國修女赫德嘉・馮・賓根（Hildegard von Bingen，136頁）應用營養學與醫學知識，利用香草植物來治療、照護患者。她在《自然學》和《病因與治療》這些書籍中，記載了各式各樣的香草使用法與烹煮法。

香料戰爭

在15〜17世紀中葉的大航海時代，香辛料與香草植物一躍成為大幅左右經濟發展的存在。在哥倫布、瓦斯科・達伽瑪（Vasco da Gama）、麥哲倫相繼發現新航路，抵達新大陸後，胡椒、丁香與肉桂隨之被帶往西班牙與葡萄牙。

接著，歐洲各國開始尋求更多的香辛料與香草植物，繼而在東南亞爭奪殖民地，最終發展成香料戰爭。

香草療法專家群

17世紀時，香草療法變得相當盛行。在英國，藥劑師尼可拉斯・寇佩珀（Nicholas Culpeper）等人因而成為風雲人物。

英國王室有個名為香草撒佈者（Herb Strewer）的職務，就是在這個時期應運而生的。這些職員負責將洋甘菊、茴香、薰衣草等植物撒在地板上，好讓建築物內能飄散芳香。

18世紀以降的香草療法

隨著時代演進，香草植物也因各式各樣的方法問世更加廣泛應用。

德國在18世紀，由山姆・赫尼曼（Samuel Hahnemann）醫師推出順勢療法（homeopathy）。在都市如火如荼進行工業化的19世紀，賽巴斯汀・克奈普（Sebastian Kneipp）神父，則確立了克奈普療法。

約莫進入20世紀後，由愛德華・巴哈博士所發明的花療法（120頁）於英國問世。

在法國，調香師雷內・摩利斯・蓋特佛賽（Rene-Maurice Gattefosse）進行了將精油用於醫療的研究，並將此命名為芳香療法（120頁）。日後，尚・瓦涅（Jean Valnet）博士以精油來治療戰爭傷兵，並彙整相關成果，令精油在醫療方面的使用有了更進一步的發展。

19世紀時，人們已懂得從植物萃取出特定成分，進行化學合成製作藥物。阿斯匹靈、水楊苷、盤尼西林輪番問世，奠基於疾病（疾患）背後皆有「特定原因」的「特定病因論」醫療於焉展開。

日本藥草歷史

在日本，生長於各地的藥草也與人們的生活產生密切連結，並逐漸被用

吸收來自海外的醫療知識

日本亦受到來自海外的醫療知識影響。自中國大陸、朝鮮半島、西亞、東南亞等地帶回的生藥與香辛料，相傳在奈良時代被保管於東大寺的正倉院。

平安時代則受到中國大陸很大的影響，並編寫出好幾部書籍，像是日本現存最古老的藥物書《本草和名》、醫學書《醫心方》等。進入鎌倉時代，自宋朝歸國，創設臨濟宗的明庵榮西，寫

於醫療方面（130頁）。

從古代便發展出藥草文化的出雲國，在講述出雲大社主神大國主命神話的《古事記》中，有一則「因幡之白兔」故事，留下有關日本最古老藥物的記載。故事中的白兔因欺騙鱷魚（一說為鯊魚）而慘遭剝皮，痛苦難耐，剛好路過的大國主命便教牠使用寬葉香蒲來療傷的方法。寬葉香蒲的花粉被稱為「蒲黃」，被用於止血與治療燒燙傷。

6世紀時，相傳由廄戶皇子（聖德太子）下令建造的難波四天王寺，附設了施藥院，負責進行藥草的栽培、調配與開立處方。據悉還調製出醫藥用的乳製品。

7世紀時，推古天皇在大和（現為奈良縣宇陀地區）進行藥獵，並留下採集到藥草與鹿茸的紀錄。

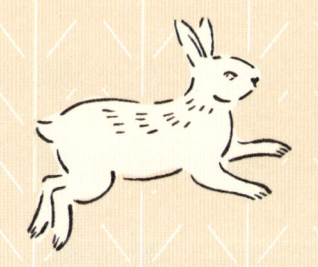

下《喫茶養生記》，針對桑樹的栽種方法與用法進行解說，並建議大眾利用綠茶與桑葉茶來養生。

漢方與植物學的發展

此外，漢方（121頁）也有1000年以上的歷史。在室町時代與安土桃山時代，田代三喜、曲直瀨道三等漢方醫懸壺濟世，留下許多醫藥書，確立了漢方醫學的基礎。在江戶時代成為藥品批發商大本營的宇陀與吉野等地，自古以來便以採集野葛而聞名。野葛亦是治療感冒或肩頸僵硬的漢方根湯，以及傳統甜品葛餅的原料。

江戶時代後期的本草學專家，小野蘭山，以中國的《本草綱目》為基礎持續進行研究，並寫下《本草綱目啟蒙》一書。這本書網羅了日本各地的動

物、植物、礦物等資訊，並收錄了在地名稱，被譽為當時的日本本草學集大成之作。

其他還有，江戶幕府於江戶和京都建造御藥園。其中一座後來遷移至白山御殿所在地（小石川白山），於明治時代成為東京大學附屬設施，以植物學的研究、教育為目的，被稱為「小石川植物園」，並對外開放參觀。

邁向整合醫學

進入20世紀後，世界各地皆基於「特定病因論」來採取醫療對策。然而，自1950年代以降，生活習慣病與醫藥品所造成的藥物傷害卻成為一大社會問題。

在日本，自然療法之一的漢方屬

於健保給付項目。此外，在部分醫療現場亦積極推廣香草植物與精油，並加以應用。

像這樣，理解自然療法與現代醫療的短處，運用兩者的長處來追求健康狀態的「整合醫學」，正逐漸發揚於世界各地。

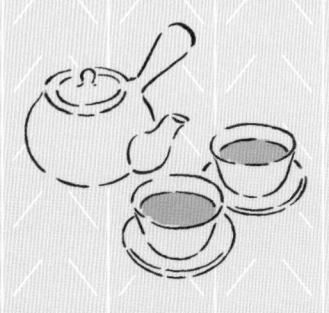

日常生活中的香草植物

在日本的日常生活中會用到許多香草植物。不光只有藥物，舉凡料理、沐浴、茶飲、防蟲等，在各式各樣的情境下，皆有借助植物藥效或享受植物香氣的習慣。

日本在過年時為祈求闔家健康，會飲用屠蘇酒。這原本是中國三國時代的名醫「華陀」的配方，有一說認為當時是為了預防傳染病才發明此物，後來這款藥酒隨著漢方藥從中國大陸傳進日本，並逐漸傳開來。

屠蘇酒由肉桂、山椒、乾薑等調製而成，能健胃整腸，於寒冬溫暖身體。在日本會以味醂或清酒浸泡藥材來製作屠蘇酒，還可浸泡於白葡萄酒中來調製，搭配餐點享用也很美味。

此外，日本在1月7日有吃「七草粥」的習俗，這其實就是一種香草粥。每逢此時期就能在超市等賣場看到方便烹煮的七草粥綜合包。七草粥是將芹菜、薺菜、鼠麴草、繁縷、寶蓋草、大頭菜（蕪菁）、菜頭（白蘿蔔）切碎熬煮而成。

這是在新春大魚大肉後用來讓腸胃休息的粥品，在想要照顧腸胃的時候，也可以取幾樣方便買到的食材，例如芹菜、大頭菜、菜頭等來搭配。本書亦介紹過以香草植物入菜的粥品（97頁）。

日本在5月端午節會洗菖蒲浴、

在12月冬至這一天會以香橙（日本柚子）泡澡，無論何者都是促進血液循環，溫暖身體，能在享受香氣的同時放鬆身心的日式香草浴。以檜木來打造泡澡桶，也是能盡情沉浸於植物香氣中的方法之一。

夏天常見的蚊香是使用杉樹、艾草、除蟲菊（白花除蟲菊）等製作而成的，藉由這些植物的特定成分來達到驅逐蚊蟲的效果。

在日常飲食中，也會以紫蘇或山葵等香辛佐料搭配生魚片一起食用，因為這些植物具有抗菌或解毒的作用。

紫蘇花與菊花會以浸漬醬油的方式來使用，這不只是為料理增添色彩，同樣亦具有抗菌效用，可說是非常符合日本料理風格的應用方式。在便當中放入以紫蘇醃製的醃梅子，相信也是出自前人的智慧結晶。

如同榮西以「養生仙藥」之姿，經由明庵榮西推廣至日本各地，成為日常飲品般，許多香草植物也陪伴著我們度過每天的生活。

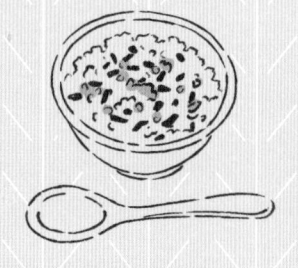

日本

飛鳥時代、奈良時代 6世紀末～8世紀末	相傳由廄戶皇子（聖德太子）下令建造的難波四天王寺，附設施藥院，進行藥草的栽培。 推古天皇在大和（現在的奈良）進行藥獵，採集藥草與鹿茸。 自海外帶回的生藥等物被保管於東大寺的正倉院。
平安時代 8世紀末～12世紀末	日本現存最古老的藥物書籍《本草和名》與醫學書籍《醫心方》問世。
鎌倉時代 12世紀末～14世紀前半	僧侶明庵榮西寫下《喫茶養生記》。
室町時代 戰國～安土桃山時代 14世紀～17世紀左右	田代三喜、曲直瀨道三等漢方醫懸壺濟世，確立了漢方醫學的基礎。
江戶時代 17世紀	江戶幕府於江戶和京都建造栽培藥草的御藥園。
18世紀	貝原益軒發表《大和本草》，後來還撰寫《養生訓》。
19世紀	本草學專家小野蘭山編寫《本草綱目啟蒙》一書。
明治時代 19世紀～20世紀左右	制定《日本藥典》。小石川植物園（原小石川御藥園）轉為東京大學的附屬設施。
20世紀～現代	近代醫療的發展。 20世紀中葉以降，藥物傷害等情況成為一大社會問題，治療的需求產生變化，分別汲取近代醫療與自然療法長處加以應用的整合醫療逐漸受到世人關注。

香草歷史年表

海外

西元前	使用丁香與肉桂等物來保存木乃伊。 食材庫內存放著香草植物。 泥板文書留有使用香草植物進行治療的記述。
西元1世紀左右 古羅馬	身兼醫師與植物學家的佩達努思・迪奧斯科里德斯完成了《藥物論》。
西元2世紀左右 羅馬	身為醫師、哲學家的蓋倫，調配了超過500種類的香草植物，並以各種劑型來開立處方。
10世紀～11世紀 波斯	醫師伊本・西那（阿維森納）編寫《醫學典範》，記載了700多種由礦物與香草調製而成的處方藥。此外，他亦透過煉金術，確立了香草植物蒸餾法。
11世紀末～ 12世紀左右 德國	修女赫德嘉・馮・賓根運用營養學與醫學知識，利用香草植物來治療、照護患者。她在《自然學》和《病因與治療》書籍中，記載了各式各樣的香草使用法與烹煮法。
15～17世紀中葉 葡萄牙、西班牙	哥倫布、瓦斯科・達伽瑪、麥哲倫相繼發現新航路，無須再透過從事三角貿易的阿拉伯等地，便能直接帶回胡椒、丁香與肉桂等物。 歐洲各國為尋求更多的香辛料與香草植物遂於東南亞爭奪殖民地，因而發展成香料戰爭。
16世紀～17世紀 英國	藥劑師尼可拉斯・寇佩珀（Nicholas Culpeper）等人大為活躍。 王室的「香草撒佈者」（Herb Strewer）職務應運而生。
18世紀～19世紀 德國	山姆・赫尼曼醫師創立「順勢療法」（homeopathy）體系。
19世紀 德國	賽巴斯汀・克奈普神父確立「克奈普療法」。 化學合成藥物問世。
20世紀 英國 法國	由愛德華・巴哈博士所發明的花療法（Flower Remedy）問世。 調香師雷內・摩利斯・蓋特佛賽將研究結果命名為「芳香療法」。

與香草息息相關的重要人物

從西元前便留有各種使用記錄,歷史悠久的香草文化。本單元要為大家介紹研究香草植物,並對其發展做出諸多貢獻的重要人物。

PEDANIUS DIOSCORIDES

佩達努思・迪奧斯科里德斯

撰寫《藥物論》的醫師兼植物學家

西元1世紀左右出生於土耳其,活躍於古羅馬的醫師、植物學家。編寫《藥物論》(De Materia Medica),收錄了超過600種的植物、動物與礦物等資訊。這本書自發表以來直到16世紀,有無數的手抄本問世,被奉為藥物聖經並被廣泛應用。關於迪奧斯科里德斯本身的生卒年雖不可考,但相傳他曾被羅馬帝國皇帝尼祿(Nero)的軍隊聘為軍醫。他也因為這項職務得以造訪各地,調查動植物與礦物,收集寫作的材料。在那個相信植物具有魔力的時代,他在《藥物論》中開宗明義地指出,自己秉持著注重事實與觀察的精神來進行藥物的研究。

蓋倫

GALENUS

奠定藥學製劑基礎的醫師、哲學家

西元2世紀左右的希臘醫師,高度肯定迪斯科里德斯的研究,相傳為《藥物論》手抄本的寫手之一。他曾為競技場上的角鬥士進行治療,在醫術方面也留下一番成績。後來遷往羅馬,成為羅馬皇帝馬可斯・奧理略（Marcus Aurelius）的御醫。

蓋倫擁有許多外科治療的經驗,在藥學方面也不遺餘力。據悉他針對治療用的500多種藥草,根據各種症狀研發出各式各樣的製劑,這項製劑技法被稱為「蓋倫製劑」,直到後世仍不斷被沿用。此外,他亦以鑽研解剖學而聞名,針對血液和神經等探討提出見解,並留下相關著作。

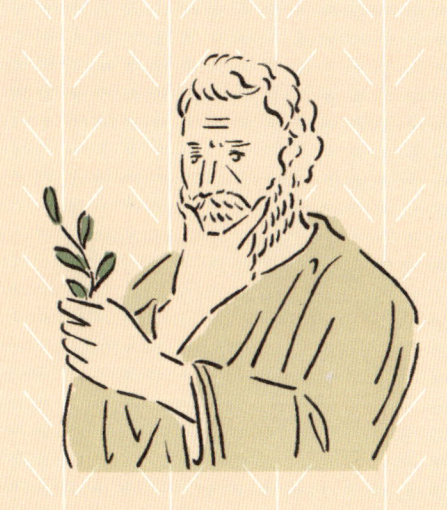

赫德嘉・馮・賓根

博學多聞，多才多藝的「自然療法之母」

HILDEGARD VON BINGEN

12世紀在德國大展長才的修女院院長。中世紀的歐洲是由修道院負責提供醫療服務，赫德嘉應用營養學知識，利用各式各樣的香草植物來治療患者，而被封為「自然療法之母」，至今仍受支持者愛戴。

她向大眾宣導飲食對於治療與預防疾病的重要性，在著作《病因與治療》和《自然學》中介紹了大量的香草植物與烹煮法。在食物匱乏，只能想辦法從有限的食材獲取營養的彼時，她發揮畢生所學，利用每一項植物的特性來促進民眾健康。比方說，鼓勵大眾使用斯佩爾特小麥來補充體力、將磨成粉的香草植物加入麵包、葡萄酒或湯品中來增添風味、利用四季豆粉與香辛料來製作類似餅乾的點心。她致力於開發各式食譜，讓大眾盡可能吃得美味又有助於維持健康。

除了料理之外，據悉她亦透過軟膏或漱口水等各種方式來應用香草植物。她所使用的香草植物像是橄欖油、牛至、蒜頭、肉桂、薑、鼠尾草、肉豆蔻、巴西里、月桂等，很多都是大家耳熟能詳的食材。

此外，赫德嘉亦擁有多重頭銜與身分，諸如傳教士、思想家、神祕學家、作曲家、詩人、哲學家等等。在現代仍能接觸到其所留下的幾部著作與歌曲。儘管在當時並不允許女性寫書或作曲，但其學識淵博，甚至獲得羅馬教宗的肯定。她亦積極參與政治，並有與歐洲權勢者們透過書信討論國政的紀錄傳世。

從這些多采多姿的事蹟來看，不難想像她是一位集理性與感性於一身之人。

明庵榮西

撰寫《喫茶養生記》推廣桑樹功效的僧侶

MYOAN EISAI

生於平安時代，卒於鎌倉時代的僧侶。出生於現在的岡山縣，一生曾兩度前往宋朝留學，後來創設臨濟宗。

榮西在71歲時寫下《喫茶養生記》初治本（初稿本），為日本帶來了飲用綠茶的文化。這本書彙整了綠茶的效用以及栽培、採集的方法，並建議大眾飲用來維持健康，此外，他亦針對桑樹寫下許多見解，建議患有飲水病（如今所說的糖尿病）等慢性病的民眾以桑療養，並介紹利用桑樹的枝、葉、果實等各部位，做成粥品、茶飲、枕頭等方法。

史書《吾妻鏡》便記載了鎌倉幕府第3任將軍源實朝因宿醉十分不舒服時，榮西在進獻茶飲之餘，還一併奉上《喫茶養生記》的逸事。當時綠茶還是非常昂貴的飲品，不過因為這個緣故帶動了「喝茶治百病」的文化，並發展成傳承至今的日本茶道。

貝原益軒

KAIBARA EKIKEN

被譽為「日本亞里斯多德」的儒學學者

江戶時代中期活躍於福岡的儒學學者，素與儒學學者、儒醫、本草學家等許多知識分子有所交流，是日本首位獨自編寫出《大和本草》的作家，書中收錄了1300種動植物與礦物資訊。他還留下許多像是遊記或經驗談之類的著作。其中最著名的莫過於《養生訓》。他根據中國醫學與自身經驗，寫下有益維持健康的各種見解。貝原益軒針對日常生活、飲食、當季食材、疾病預防等項目所撰寫的內容，被世人奉為健康生活指南，直到現在依然受到許多人推崇。

COLUMN

1

Peppermint

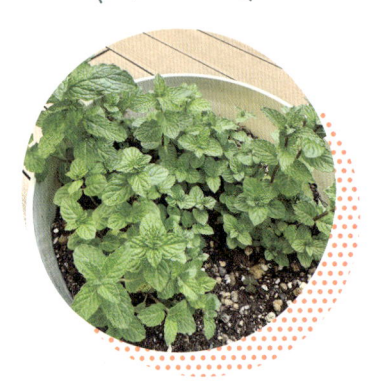

小庭院或小陽台都OK！

好種又好用的 3 種香草植物

**日常活用香草植物
自己在家動手種**

種植香草植物能在日常生活中帶來療癒。鬆土、澆水、新鮮的香氣成分，以及植物本身的香氣撲鼻而來，會令人感到十分紓壓。

無論是小庭院或小陽台都不成問題，還請讀者們試著自己種種看。以乾燥香草沖泡茶飲時，只須加上少許新鮮香草，香氣與風味就會變得更溫潤。

接下來要為大家介紹3種好養易活的香草植物。

第一種為夏日香草，胡椒薄荷。外觀在冬天宛如枯萎般，但翌年春天就會冒出芽來。只要在茶杯中放入葉片注入熱水，就能享用口感清爽的薄荷茶。胡椒薄荷是許多乾燥香草的好搭

138

3
Rose geranium

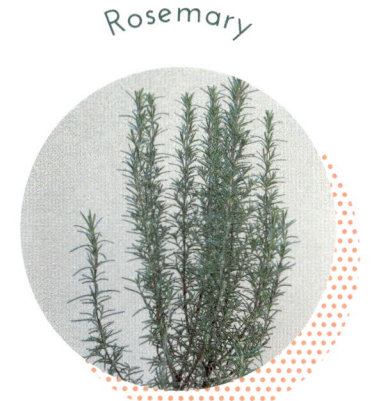

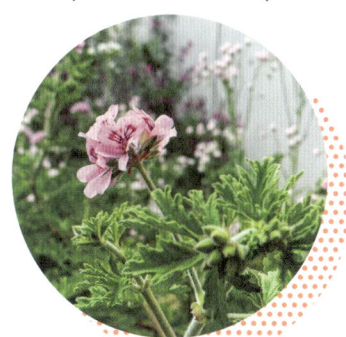

2
Rosemary

檔，可以進行各種調配組合。

第二種為迷迭香。一年四季都能採收，剪下約莫5公分的枝條，放入杯中注入熱水，就可享用迷迭香茶。冬天搭配橘子皮或生薑片，還具有暖身效果。迷迭香會散發清新的香氣，擷取單枝來裝飾餐桌也很賞心悅目。

第三種為玫瑰天竺葵。這也是一年四季皆能採收的香草植物，葉片可以佐紅茶，大豐收時還能撒在浴缸裡，泡個舒服的熱水澡。

PART 3

54種香草植物&
精油實用小百科

本單元將針對常見於香草專賣店的
54種植物解說其特徵，
幫助大家更輕鬆地享受
有香草陪伴的生活。

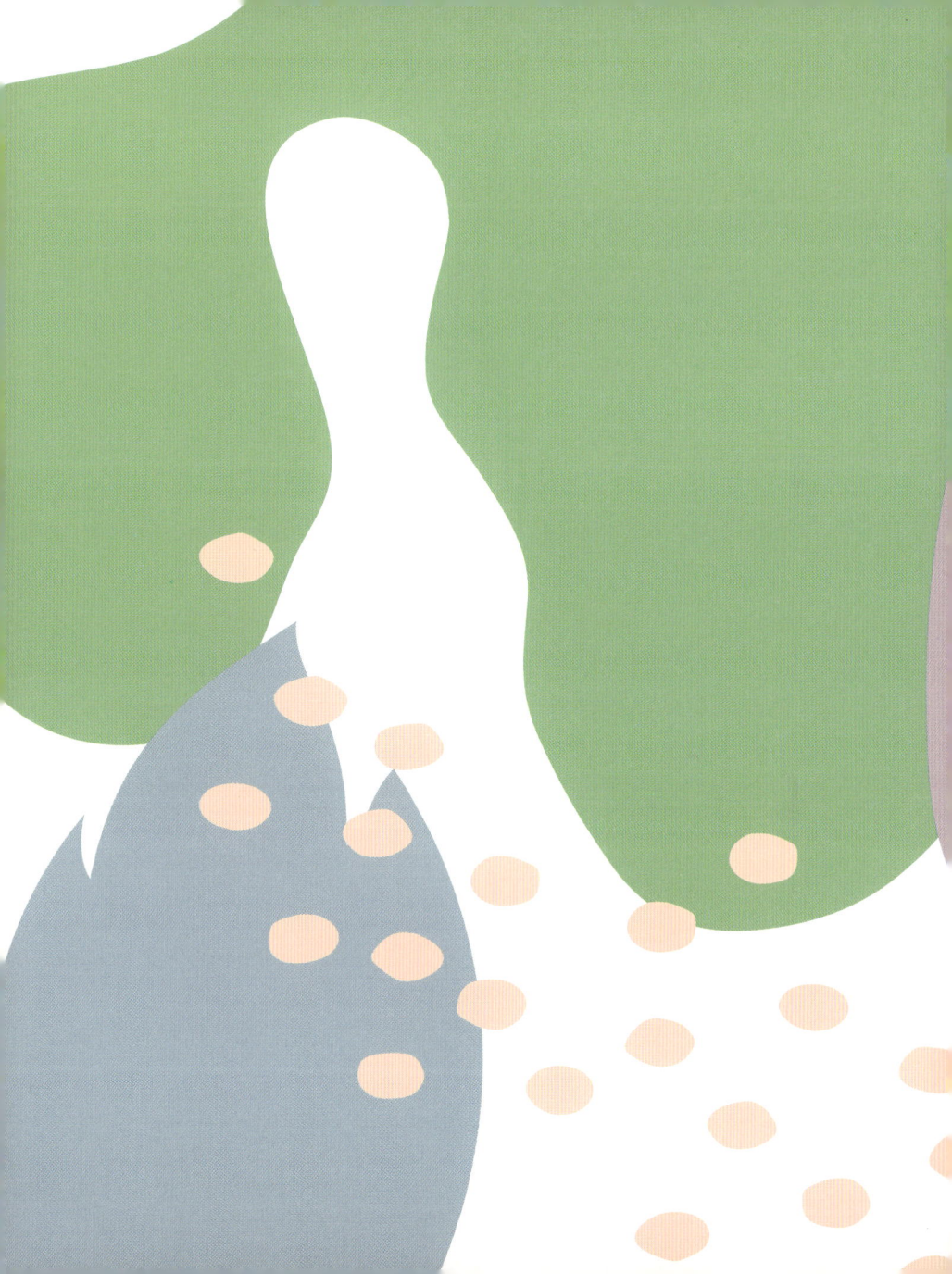

體例說明

54種香草植物&精油實用小百科

File no.002
紫錐花

[學名] ①
Echinacea angustifolia / Echinacea purpurea / Echinacea pallida

[科名] ②
菊科

[使用部位] ③
全株

[又稱] ④
提升免疫力香草

⑤
P15・P96-97
P98-99・P123

⑥

⑦ 擁有3種學名的紫錐花向來被當作藥草使用。上方插圖為 *Echinacea angustifolia*，會綻放直徑約10公分的美麗花朵。紫錐花被北美原住民當作寶，在第二次世界大戰後，以德國為中心進行了相關研究，證實其擁有提升免疫力與抗病毒的作用，而被用來治療感冒等傳染病與外敷傷口。

應避免使用的對象：對菊科植物過敏者

① 學名、別名……………… 學名為植物的正式名稱，購買時請確認此項目！
② 科　名………………………… 植物的分類體系（本書採APG分類法）
③ 使用部位……………………… 該植物可用的部位
④ 又　稱………………………… 形容其特徵的一句話
⑤ P○○…………………………… 刊載於本書的頁數
⑥ 圖　像………………………… 該植物的乾燥形態
　　　　　　　　　　　　　　（部分為可見於超市等賣場的新鮮狀態）
⑦ 小檔案………………………… 特徵與使用方法
　　　　　　　　　　　　　　綠色字體為使用上的注意事項

※並非所有植物皆含括①〜⑦的內容。

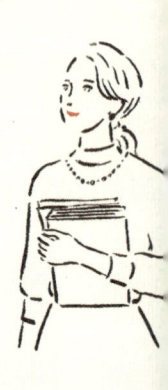

142

HERB

香草篇

Herb Catalog

File no.001-045

朝鮮薊・紫錐花・接骨木花・牛至・金盞花・枸杞・野葛・丁香・番紅花・肉桂・德國洋甘菊・薑・馬尾草・八角茴香・鼠尾草・聖約翰草・百里香・蒲公英・茶樹・車窩草・蒔蘿・魚腥草・蕁麻・洛神花・羅勒・西番蓮・薏仁・茴香・胡椒薄荷・瑪黛・桑樹・藍錦葵・乳薊・艾草・覆盆子葉・薰衣草・菩提花・路易波士・檸檬草・檸檬香蜂草・檸檬馬鞭草・玫瑰・迷迭香・玫瑰果・月桂

File no.001

朝鮮薊

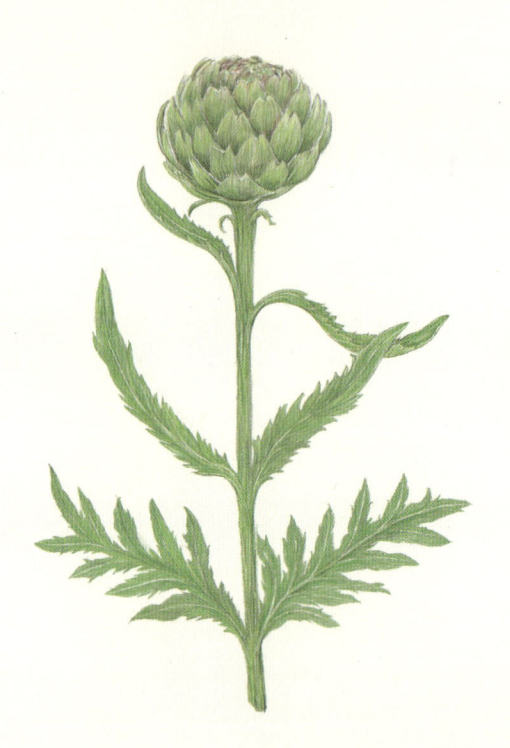

【學名】
Cynara scolymus / *Cynara cardunculus*

【別名】
洋薊

【科名】
菊科

【使用部位】
葉、芽

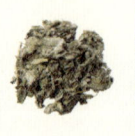

P66-67

自古希臘、羅馬時代就被用於養肝排毒，如今其效用已獲得科學證明，而被用來提升消化機能。在日本可看到以朝鮮薊芽製作的水煮或油漬罐頭等商品，歐洲常見的吃法則是搭配紅酒食用。從朝鮮薊能保肝這一點來看，可說是合情合理。

應避免使用的對象：對菊科植物過敏者、膽管阻塞、有膽結石者

File no.002

紫錐花

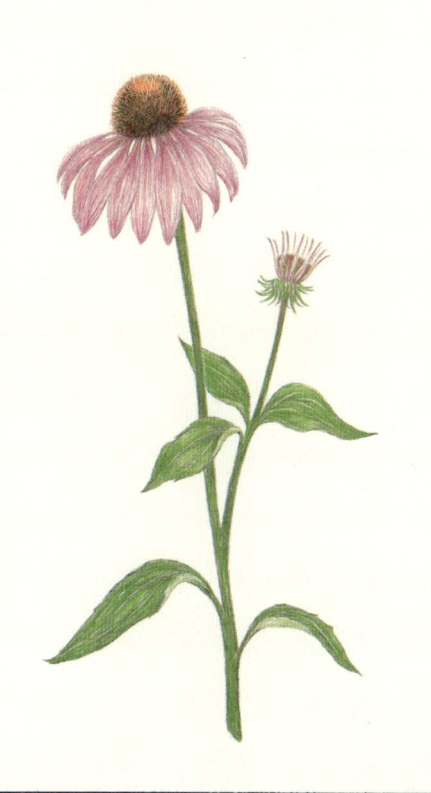

【學名】
Echinacea angustifolia / *Echinacea purpurea* / *Echinacea pallida*

【科名】
菊科

【使用部位】
全株

【又稱】
提升免疫力香草

P15・P96-97
P98-99・P123

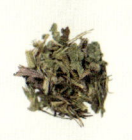

擁有3種學名的紫錐花向來被當作藥草使用。上方插圖為*Echinacea angustifolia*，會綻放直徑約10公分的美麗花朵。紫錐花被北美原住民當作寶，在第二次世界大戰後，以德國為中心進行了相關研究，證實其擁有提升免疫力與抗病毒的作用，而被用來治療感冒等傳染病與外敷傷口。

應避免使用的對象：對菊科植物過敏者

File no.003

接骨木花

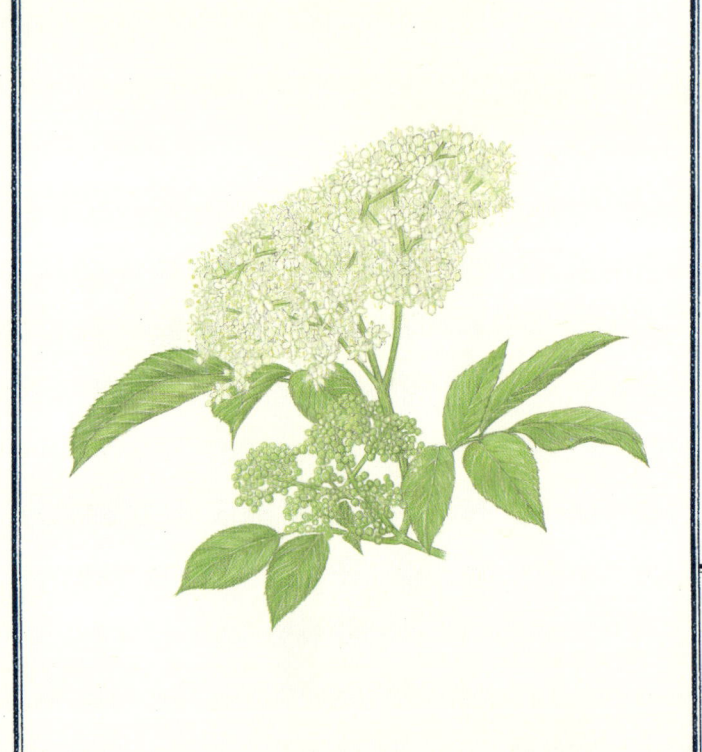

【學名】
Sambucus nigra

【別名】
西洋接骨木

【科名】
五福花科

【使用部位】
花、完全成熟的果實（未熟時具有毒性，不可使用）

【又稱】
花粉症救星

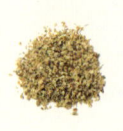

P76・P78-79
P113

在英國，以傳統製法做成的濃縮糖漿，是廣受人們喜愛的日常飲品。除了茶飲之外，還會使用其果實（接骨木莓）製作果醬，是歐洲很常見的香草植物之一。富含類黃酮，具有發汗、利尿作用。亦被用來緩解感冒、流行性感冒、花粉症所引起的打噴嚏、流鼻水、鼻塞等症狀。

File no.004

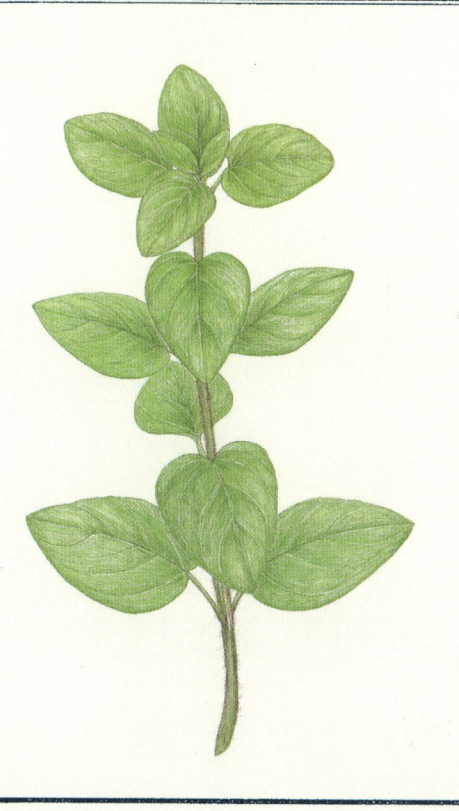

牛至

【學名】
Origanum vulgare

【別名】
奧勒岡

【科名】
唇形科

【使用部位】
葉、花穗

P31・P35・P85
P108・P116・P136

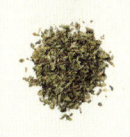

牛至是義大利、西班牙等地中海料理，以及墨西哥料理所不可或缺的香草，與番茄十分對味，可用來製作番茄醬汁、義式蔬菜湯、番茄燉海鮮，能去除肉類或魚類腥味、為燉煮料理增添風味，是烹飪時的好幫手。

因具有抗菌、防腐作用，也很適合用於常備菜。據悉牛至亦有益於改善消化或呼吸系統的不適症狀。感到疲憊不堪時，不妨飲用牛至茶讓身體好好休息一番。

File no.005

金盞花

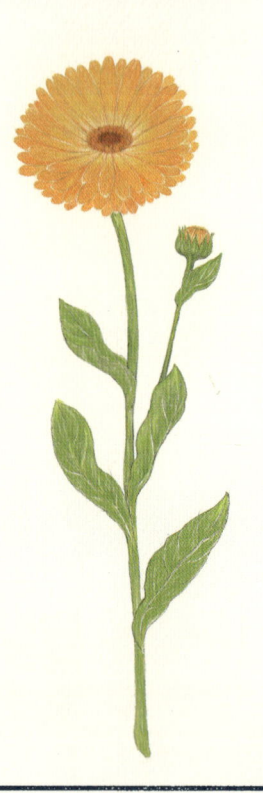

【學名】
Calendula officinalis

【別名】
瑪莉黃金、唐金盞花

【科名】
菊科

【使用部位】
花

P15・P17・P35
P43・P51
P72-73
P81・P91
P96-97・P99
P118・P123

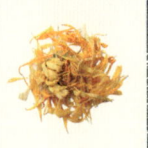

會綻放鮮橘色或鮮黃色花朵的高人氣香草植物。能修護皮膚、黏膜，具有抗菌、抗病毒功效，因此被做成泡澡包、護手霜、軟膏等各式各樣的產品，用以舒緩各種肌膚問題。由於質地溫和，也可用來改善寶寶的尿布疹。與德國洋甘菊調配而成的茶飲會散發出如水果茶般的香氣。在園藝店常見的萬壽菊（marigold）則是另一種植物。

應避免使用的對象：對菊科植物過敏者

PART 3　54種香草植物＆精油實用小百科

File no.006
枸杞

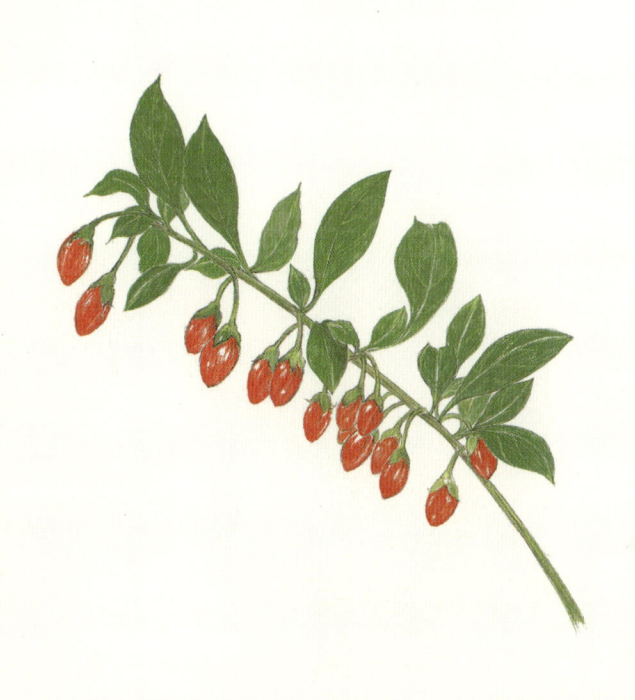

【學名】
Lycium chinense / Lycium barbarum
【科名】
菊科
【使用部位】
果實、葉、根

P72-73・P96-97

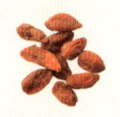

細細的枝條會結出鮮豔的紅色果實，是藥膳粥與杏仁豆腐常見的佐料。用途甚廣，還可搭配湯品、茶點、茶飲等等。枸杞能溫暖身體，消除身體疲勞，亦被當作藥材使用。根皮稱「地骨皮」、葉子稱「枸杞葉」、果實稱「枸杞子」，各具有不同的作用，因而另取名稱來做區分。

應避免使用的對象：懷孕期間、哺乳期間的婦女

File no.007

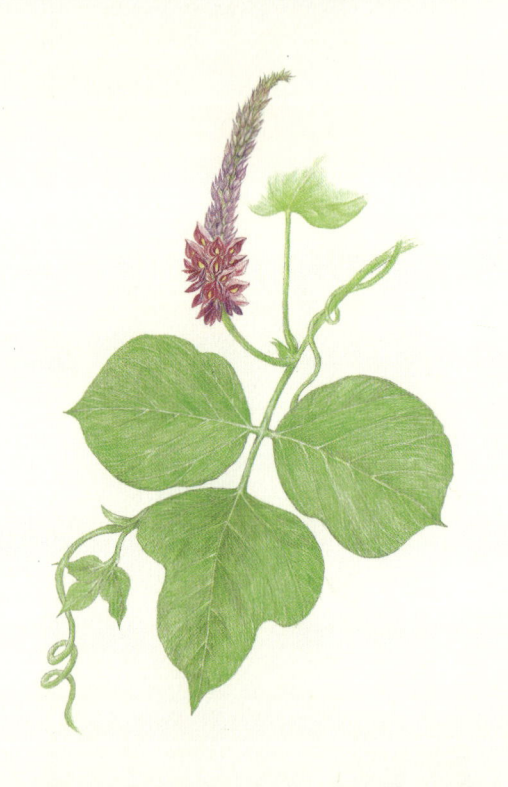

野葛

【學名】
Pueraria lobata

【別名】
葛根

【科名】
豆科

【使用部位】
根、葉、花

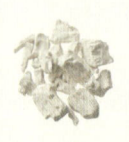

P94-95・P128

喝了能暖身祛寒的葛湯、沾黃豆粉與黑蜜食用的葛餅等等，皆源自大家耳熟能詳的食材，葛粉。葛粉則是由葛根澱粉所製成的。野葛具有促進血液循環、解毒、鎮痛等作用，因而被用來緩解感冒、肩頸僵硬、頭痛等症狀。因為感冒發燒、喉嚨痛而沒有食慾時，建議可在口感黏稠好吞嚥的葛湯中增添甜味來飲用。「葛根湯」則是以葛根為主配方的漢方藥。

PART 3　54種香草植物&精油實用小百科

File no.008

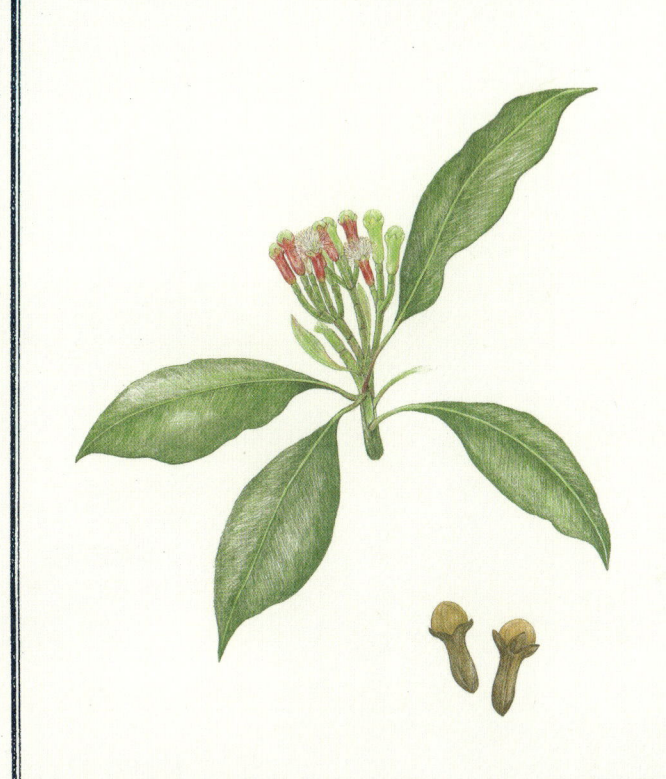

丁香

【學名】
Syzygium aromaticum

【別名】
丁子香

【科名】
桃金孃科

【使用部位】
花苞

P26・P31・P65
P124・P125
P133・P157

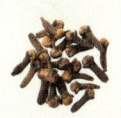

除了可用來為肉類料理與熱紅酒增添香氣外，與水果也很對味，搭配蘋果或無花果做成糖煮水果，會讓整體香氣更為豐富有層次。在原產地印尼還被用來為菸草增香。精油的主成分丁香油酚被用於牙科治療，所以一般都說湊近嗅聞丁香時會聞到「牙醫師的味道」。因具有防腐、抗菌作用，也可做成香氛袋置放於衣櫥裡。

需留意勿過度攝取

File no.009

番紅花

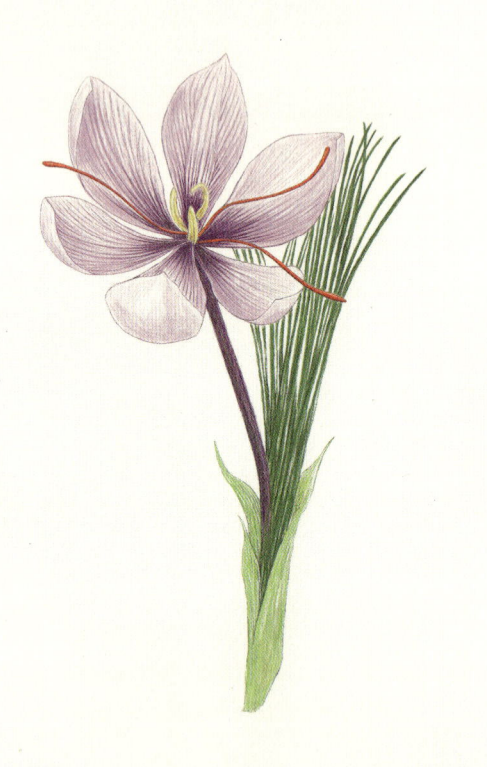

【學名】
Crocus sativus
【別名】
藏紅花
【科名】
鳶尾科
【使用部位】
柱頭

P102・P106

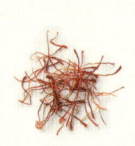

只使用雌蕊的紅色部分，一朵花通常只能取得3根，是相當珍貴的香草植物，也是西班牙燉飯、馬賽魚湯、番紅花燉飯等料理不可或缺的配料。具有獨特的甘甜香味，浸泡過番紅花的水會轉為黃色。具有溫暖身體、調節女性荷爾蒙平衡的效用，想放鬆身心或想改善手腳冰冷問題，都很推薦使用。

應避免使用的對象：懷孕期間的婦女（避免大量攝取）

File no.010

肉桂

【學名】
Cinnamomum verum
Cinnamomum aromaticum

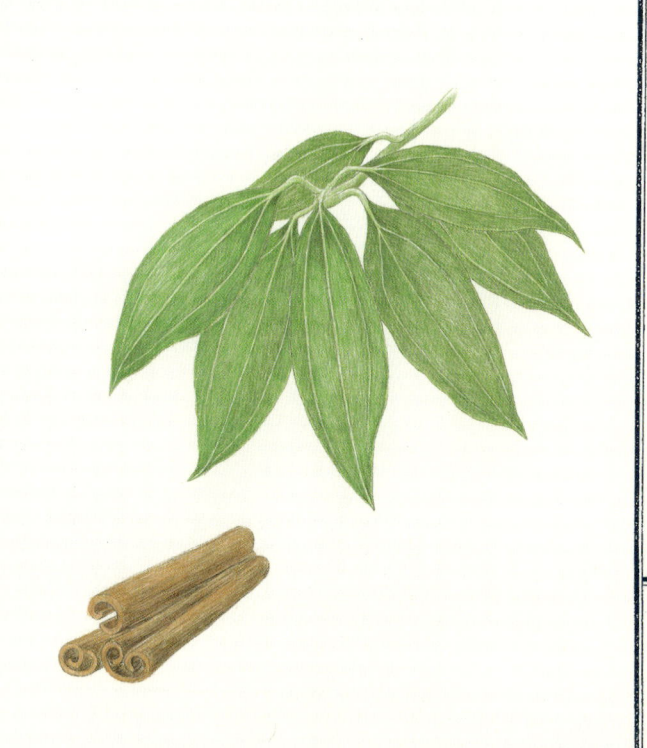

【別名】
桂心

【科名】
樟科

【使用部位】
樹皮

P12・P65・P121
P124・P125・P130
P133・P136・P157

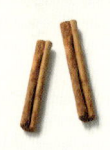

相信應該有很多讀者會被肉桂捲或拉茶的甘甜香味所吸引。包含用於製作咖哩的印度什香粉「葛拉姆馬薩拉」（Garam masala）在內，在世界各地的料理、糕餅、芳香劑中都可見到肉桂的身影，在傳統醫學方面也是自古以來便被廣泛使用的藥材。除了能活化消化機能、溫暖身體外，亦具有抗菌作用，可用於改善食慾不振或消化不良等情況。

應避免使用的對象：懷孕期間的婦女（避免大量攝取）、肉桂過敏者

153

File no.011

德國洋甘菊

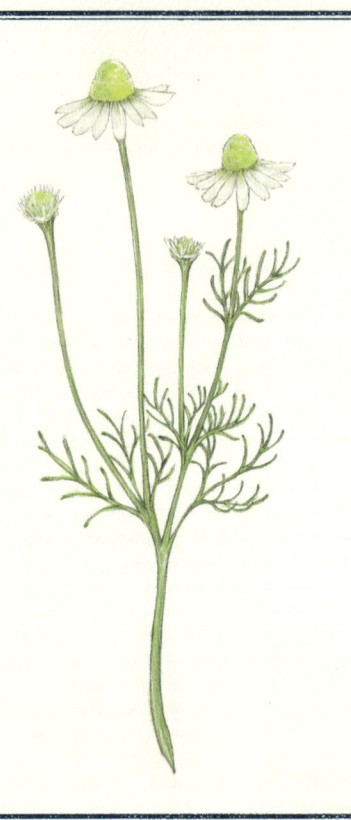

【學名】
Matricaria chamomilla

【別名】
黃金菊

【科名】
菊科

【使用部位】
花

【又稱】
萬用藥

P15・P17・P18
P27・P37・P39
P48-49・P51
P54-55・P72-73
P79・P81・P87
P91・P98・P104
P105・P107・P112
P123・P148・P169

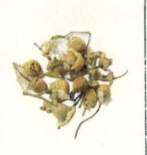

當 黃色花蕊變得圓潤飽滿時，即為採收期。散發著甜香的洋甘菊茶，能舒緩肌肉緊繃、生理痛與煩躁情緒，以及緩解因壓力所引起的胃痛，對心靈與身體皆有所助益，也很建議在睡前或放鬆時刻飲用。加入牛奶與蜂蜜的洋甘菊奶茶（55頁）對兒童而言應該會更好入口。若有肌膚方面的問題，也可以製成泡澡包。

應避免使用的對象：對菊科植物過敏者

File no.012
薑

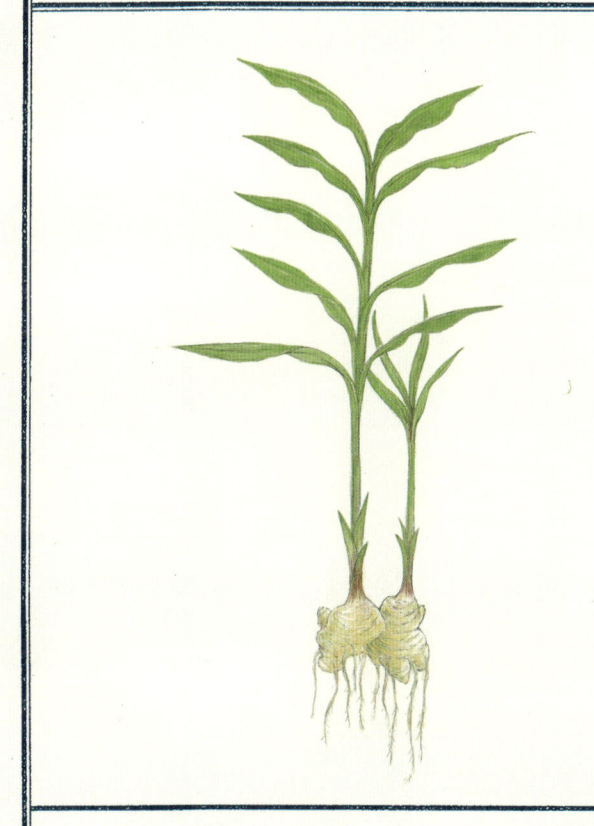

【學名】
Zingiber officinale

【科名】
薑科

P88-89・P93
P94-95・P96-97
P102-103・P106
P121・P130
P136・P139
P168

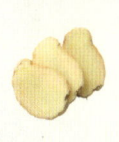

在日本會用薑來消除食材腥味、增添風味、作為佐料等等，是烹飪時不可或缺的好幫手。薑在世界各地視為藥用植物，在日本也拿來做成藥材。因具有暖身功效，建議搭配茶飲或用於燉煮料理。薑還能促進消化機能，緩解發炎、疼痛、噁心感等症狀，因此感冒喝薑茶再適合不過。

應避免使用的對象：有膽結石者
應避免併用的藥物：硝苯地平（Nifedipine，血管擴張劑）

File no.013

馬尾草

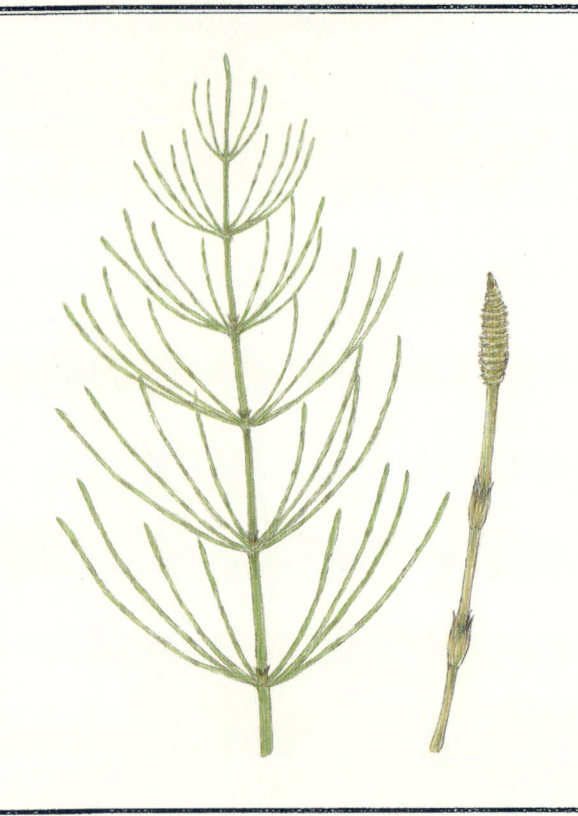

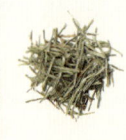

【學名】
Equisetum arvense

【別名】
問荊

【科名】
木賊科

【使用部位】
莖

P51

馬尾草蔓延地中的地下莖，在早春時會萌發孢子莖，長成筆頭菜，之後所長出的營養莖，才是一般熟知的模樣。從前在歐洲與印度等地，馬尾草會當成利尿劑使用，富含礦物質，尤其是二氧化矽，乃其一大特色。二氧化矽有助於強健骨骼、軟骨、牙齒、頭髮與指甲，亦可用來改善更年期的骨質疏鬆症。在德國則將之用於泌尿科方面的感染症或外傷後的腫脹。

應避免使用的對象：腎臟病患者

File no.014

八角茴香

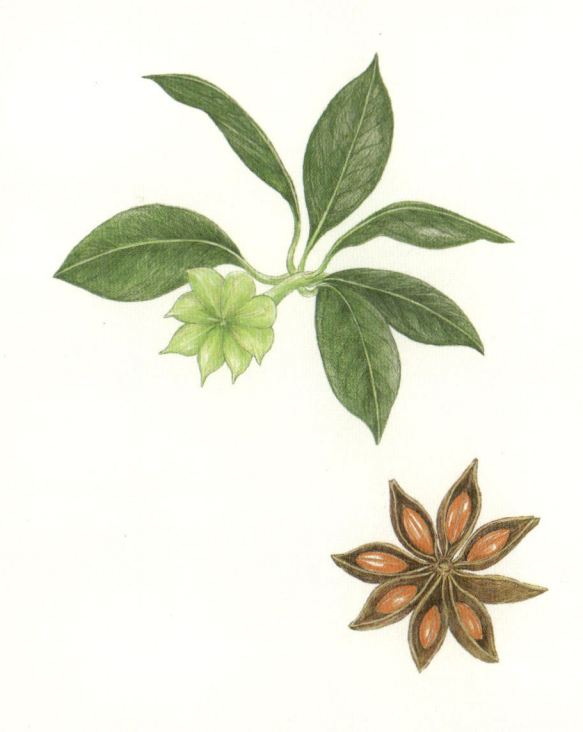

【學名】
Illicium verum

【別名】
八角、大茴香

【科名】
五味子科

【使用部位】
果實

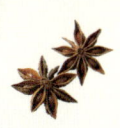

P27

又稱為八角，擁有獨特的甘甜香氣，是常見於中菜的香辛料，被用於為肉類與燉煮類料理增添香氣。綜合香辛料「五香粉」則由八角、花椒、丁香、肉桂等所調製而成，也可用來製作台灣小吃滷肉飯。八角能活化消化機能，想健胃整腸、促進腸道氣體排出，緩解脹氣問題時，也很適合使用。

File no.015

鼠尾草

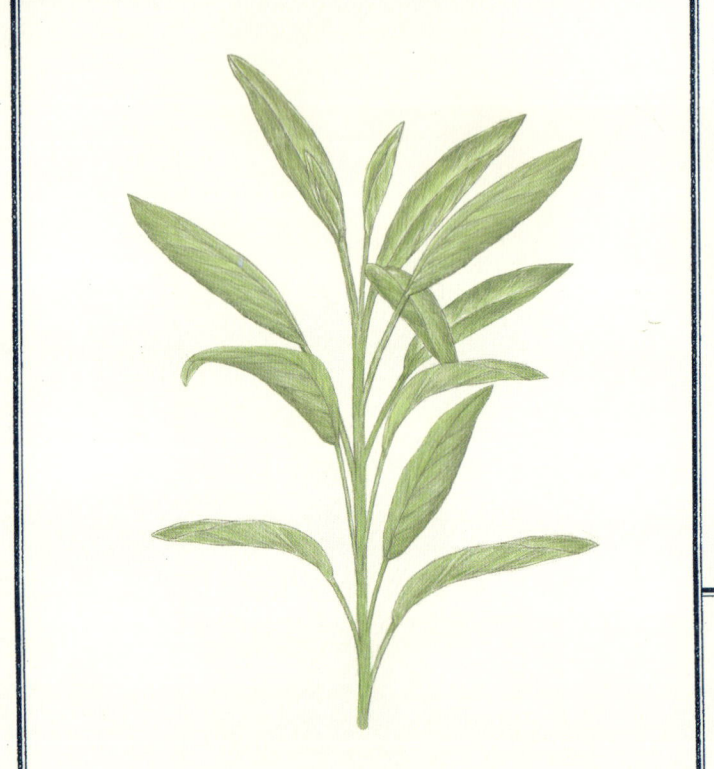

【學名】
Salvia officinalis
【別名】
撒爾維亞
【科名】
唇形科
【使用部位】
葉

P31・P136

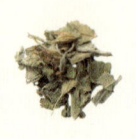

與油脂豐富的肉類料理相當對味，也是很受歡迎的廚房香草之一。具有抗氧化、抗菌、收斂作用，喉嚨痛時可以用放涼的鼠尾草茶來漱口，也能用來緩解口內炎或牙齦發炎等口腔方面的問題。放涼的鼠尾草茶亦能用於更年期的熱潮紅症狀。

應避免使用的對象：懷孕期間、哺乳期間的婦女（會抑制母乳分泌）

File no.016

聖約翰草

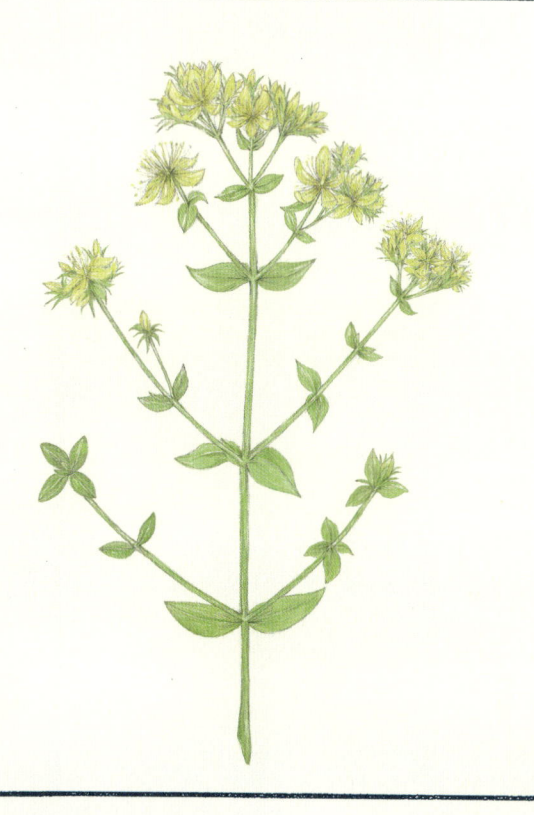

【學名】
Hypericum perforatum

【別名】
貫葉連翹

【科名】
金絲桃科

【使用部位】
開花時的葉、莖、花

【又稱】
快樂香草

P52-53・P88-89
P113

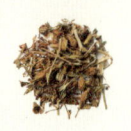

能為低落沮喪的心靈帶來亮光乃其最著名的功效。抗憂鬱作用業已經過科學研究證實而能加以應用。聖約翰草浸泡油（52至53頁）能用於外傷與燒燙傷，以及緩和肌肉痠痛等症狀。

應避免使用的對象：使用後會接觸到強光者（因含有感光成分）

應避免併用的藥物：茚地那韋（Indinavir，抗HIV藥物）、毛地黃（Digoxin，強心劑）、環孢素（Ciclosporin，免疫抑制劑）、茶鹼（Theophylline，支氣管擴張劑）、華法林（Warfarin，抗凝血劑）、口服避孕藥等

File no.017

百里香

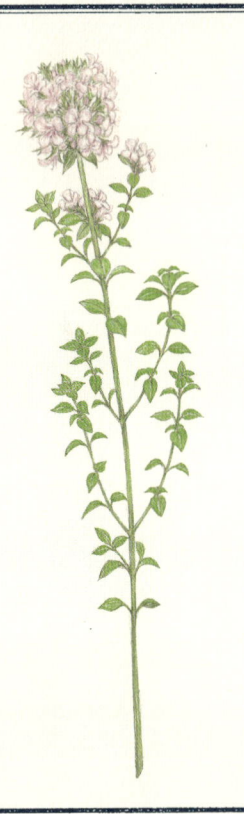

【學名】
Thymus vulgaris

【別名】
麝香草

【科名】
唇形科

【使用部位】
葉

P16・P18・P28
P31・P60
P66-67
P68・P71
P92-93・P102
P106・P108・P112
P113・P116・P164

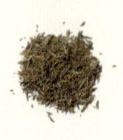

具有超強抗菌力而聞名，是烹飪時的好幫手，能用來保存食品、消除魚類或肉類腥味，增添風味，還可以搭配月桂來熬煮法式高湯。百里香也被當成藥草，用來預防食物中毒或傳染病。除了能去除因消化系統所引起的口臭外，也能鎮咳祛痰，改善呼吸系統方面的問題。

應避免使用的對象：孕婦不宜大量攝取／精油可能引發肝功能障礙

PART 3　54種香草植物＆精油實用小百科　160

File no.018

蒲公英

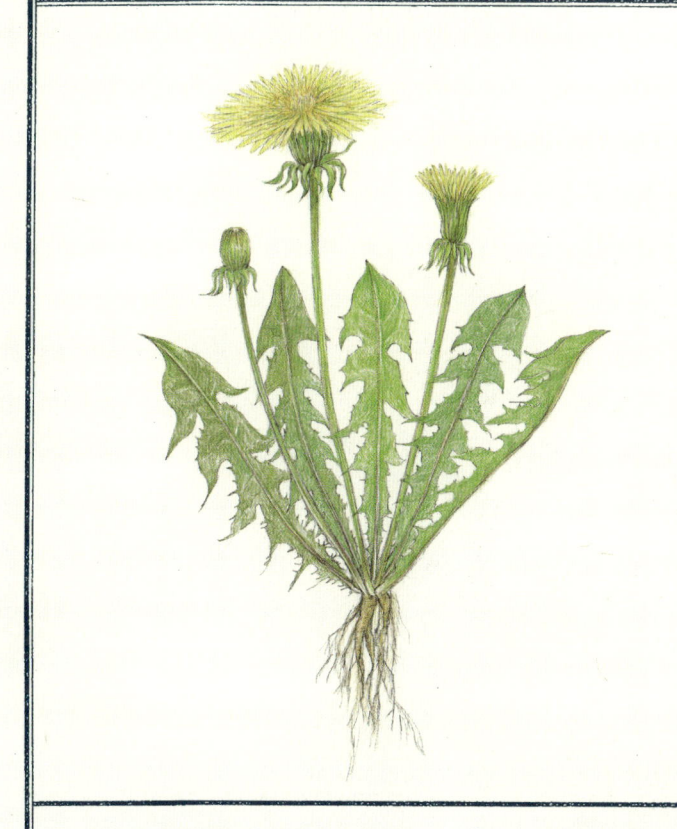

【學名】
Taraxacum officinale

【別名】
黃花地丁

【科名】
菊科

【使用部位】
根

【又稱】
天然抗生素

P48-49・P104 P107

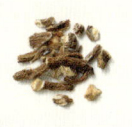

在世界各地被當成天然抗生素來使用。在日本也將之作為漢方藥材，用於改善肝臟機能、排便問題，以及促進母乳分泌等等。以烘烤過的根部沖泡而成的茶飲稱為「蒲公英咖啡」，不含咖啡因，可用來替代咖啡，因而廣受孕婦、產婦以及有機愛好者的喜愛。

應避免使用的對象：患有膽管阻塞、膽囊炎、腸阻塞者／有些人飲用後會因為胃酸過多而感到不舒服

File no.019

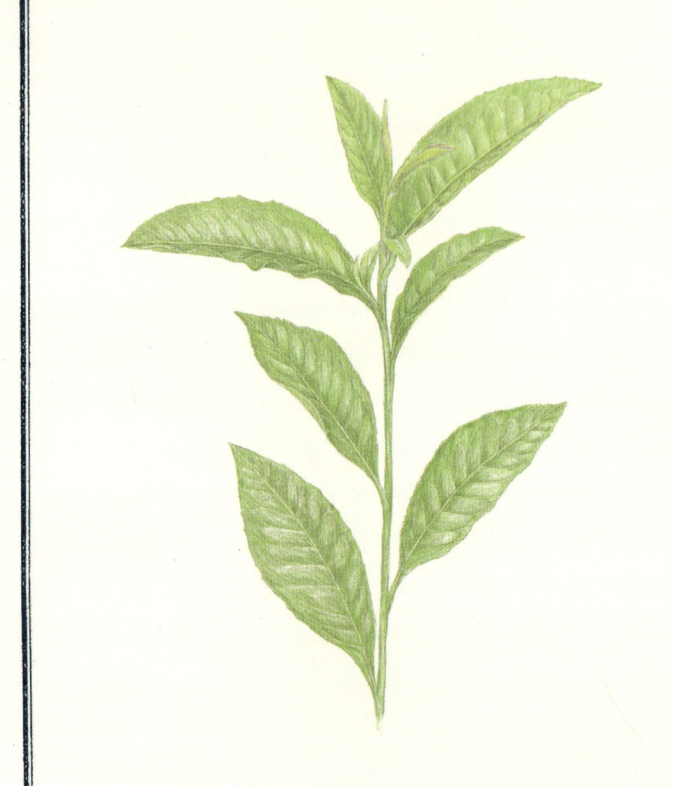

茶樹

【學名】
Camellia sinensis

【科名】
山茶科

【使用部位】
葉

P46-47・
P76-77・P87・
P128・P131
P137・P191

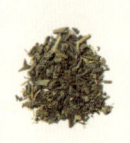

綠茶、烏龍茶、紅茶其實都是源自同一種茶葉，飲茶文化則遍及全球各地。紅茶為完全發酵、烏龍茶為半發酵、綠茶則是不經發酵加工製成的。綠茶因富含抗氧化作用的兒茶素，據悉在中國與印度自古以來便被當作藥材使用。茶亦具有抗菌功效，也被用來預防感冒、口臭。榮西的《喫茶養生記》便記載了飲茶對於維持健康大有助益（137頁）。

File no.020
車窩草

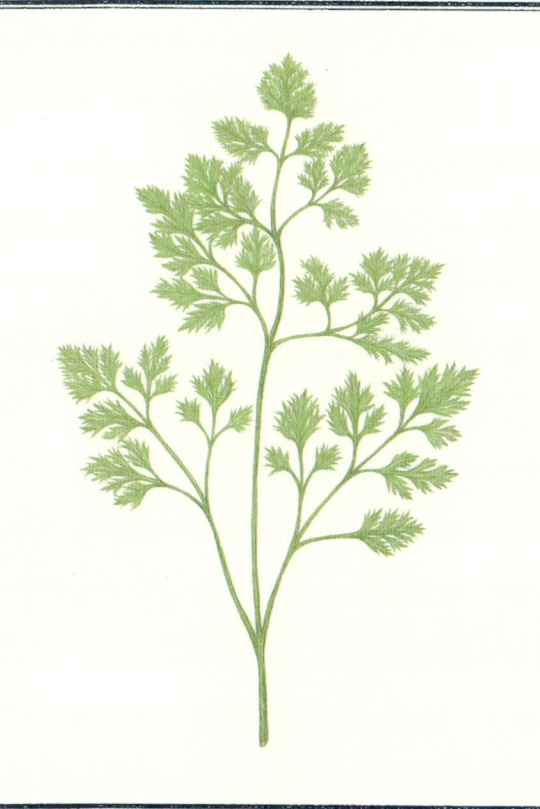

【學名】
Anthriscus cerefolium

【別名】
香葉芹

【科名】
繖形科

【使用部位】
葉

P28-29・P60
P71

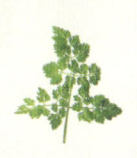

風 味宛如柔和版的巴西里般，用途廣泛，從肉類、魚類料理到甜點都可見到其身影，搭配巴西里或蒔蘿使用，能享受到更豐富又有層次的風味。因葉片形狀優美纖細，可直接採來裝飾料理，烹煮時須快速起鍋，以免香氣逸失。車窩草與乳製品也很對味，也可用來妝點以鮮奶油為基底的白醬義大利麵或蛋糕。還有促進免疫力與消化機能的功效。

File no.021

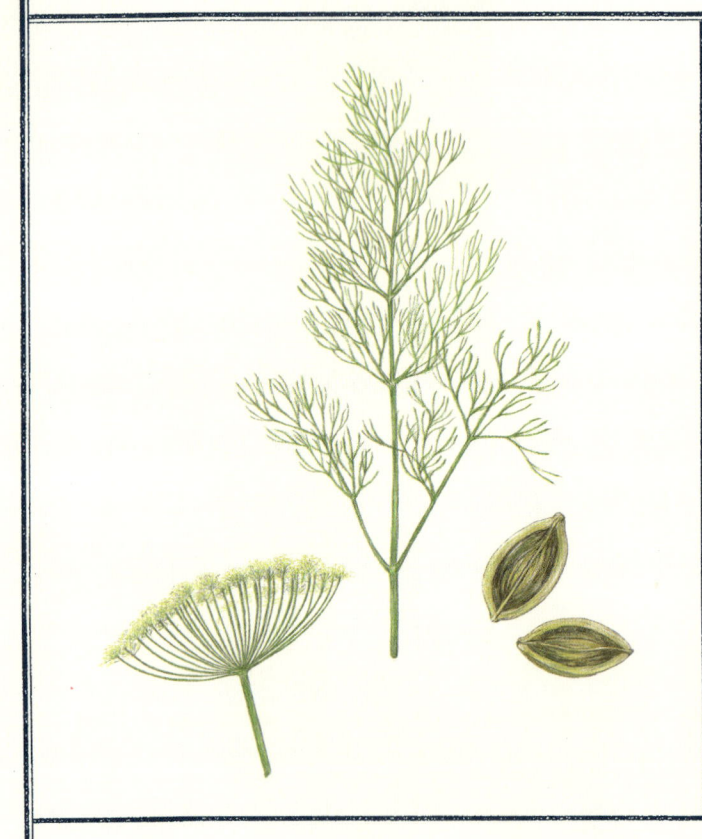

蒔蘿

【學名】
Anethum graveolens

【別名】
刁草

【科名】
繖形科

【使用部位】
種子、葉、花

P28-29・P60
P66・P71

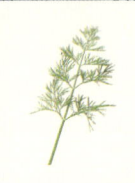

葉子呈綠色細長狀，是鮭魚油醋沙拉常見的配料，與百里香並列為最適合搭配海鮮的王道香草。以蒔蘿葉、花、種子佐小黃瓜醃漬的醋漬食物稱為蒔蘿酸黃瓜，具有活化消化機能的作用。蒔蘿的英文名Dill源自古挪威語代表舒緩之意的「Dilla」，在就寢前的放鬆時刻，飲用以蒔蘿種子沖泡的茶飲也是不錯的選擇。

PART 3　54種香草植物&精油實用小百科　　164

File no.022

魚腥草

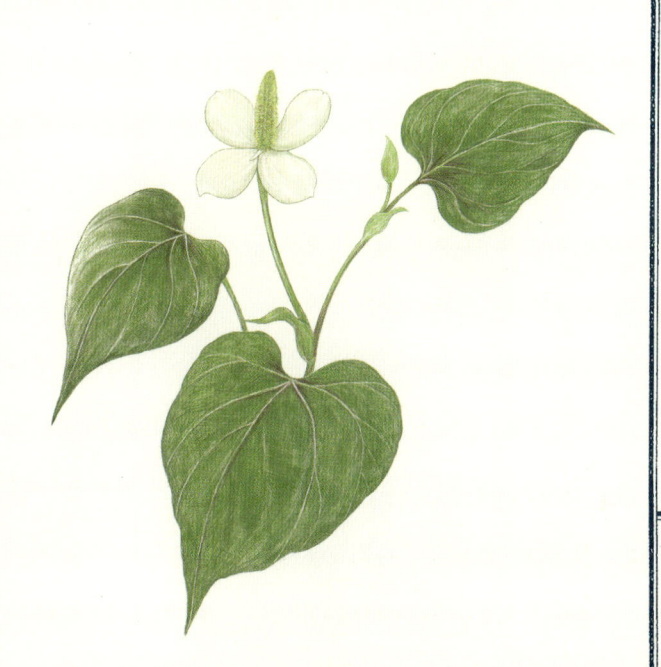

【學名】
Houttuynia cordata

【別名】
蕺菜

【科名】
三白草科

【使用部位】
葉、莖

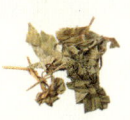

P87

與獐牙菜、老鸛草被稱為日本三大民間藥草。魚腥草生長於日本全國各地的草地與路邊，因刺鼻的氣味，以及連柏油路都能破壞的超強繁殖力，有時並不受到歡迎。不過在其開出白花時，則顯得相當美麗。莖與葉會先進行乾燥處理才使用，建議與薏仁做搭配，可以養顏美容、改善便祕、水腫、痘痘等問題。

File no.023

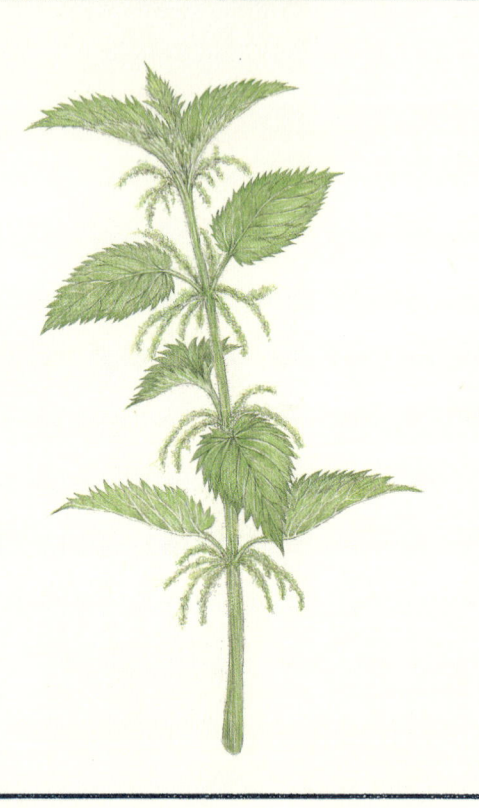

蕁麻

【學名】
Urtica dioica
【別名】
刺蕁麻
【科名】
蕁麻科
【使用部位】
葉

P35・P76-77
P123

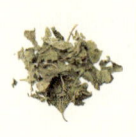

在德國，為了預防早春的過敏症狀，會使用蕁麻來達到改善體質的目的。因含有鐵質、增進鐵質吸收的維生素C，以及葉酸，因此很適合懷孕與哺乳期間的婦女使用。若欲改善貧血問題，則建議與富含鐵質的動物性食物一起攝取。新鮮蕁麻葉佈滿棘毛，輕輕觸碰就會引發劇痛。棘毛經過乾燥或加熱處理就會受到破壞，不過在栽種時務必當心留意。

File no.024

洛神花

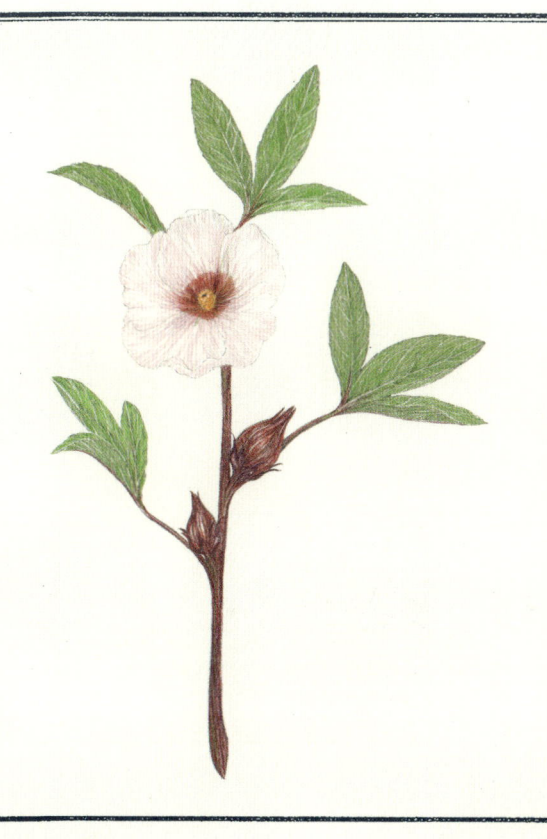

【學名】
Hibiscus sabdariffa

【別名】
玫瑰茄

【科名】
錦葵科

【使用部位】
花萼

【又稱】
天然運動飲料
（搭配玫瑰果）

P24-25・P35
P80・P113・P117

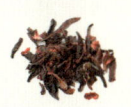

清爽的酸味與豔紅色為洛神花的兩大特徵。據悉能提升熱量消耗與促進新陳代謝，加速消除疲勞。無論是水腫、宿醉、感冒、便祕、運動時補充水分皆可使用，用途相當廣泛。炎熱夏日外出時，冰洛神花茶可謂最佳良伴。與富含維生素C的玫瑰果調配而成的茶飲，被喻為「天然運動飲料」而享有高人氣，而且還有養顏美容的效果。

File no.025

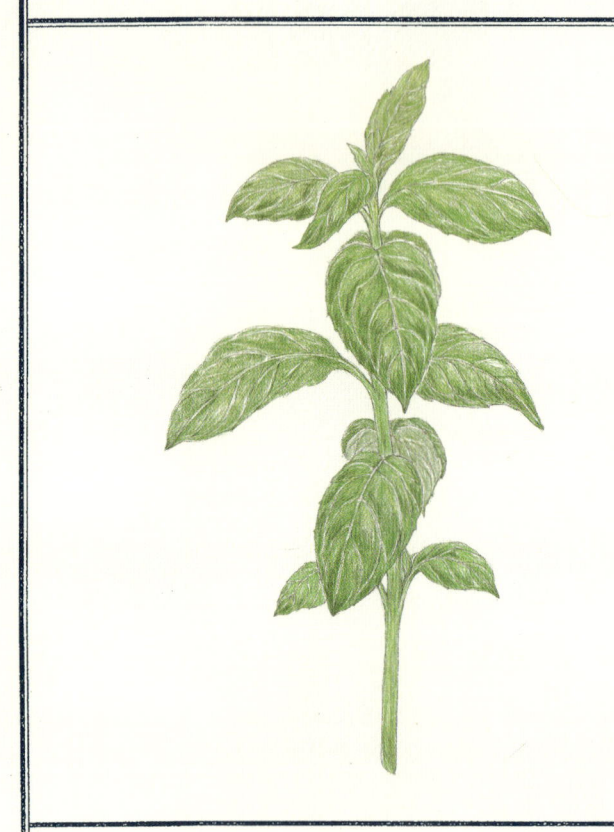

羅勒

【學名】
Ocimum basilicum

【科名】
唇形科

【使用部位】
葉、種子

P12・P28-29・P85・P109

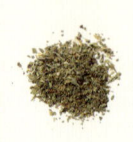

在日本提到羅勒多半是指「甜羅勒」（Sweet Basil），常見於義式料理，是大家耳熟能詳的廚房香草。名聲響亮的打拋豬肉飯則是使用聖羅勒（Holy Basil）製作的料理。羅勒能促進食慾、幫助消化，可用來做菜或製成茶飲。日本在江戶時代則將其種子泡水來清潔眼睛污垢，因而被稱為眼掃帚。與生薑和檸檬草調配而成的茶飲能溫暖身體，促進身心放鬆。

PART 3　54種香草植物＆精油實用小百科

File no.026

西番蓮

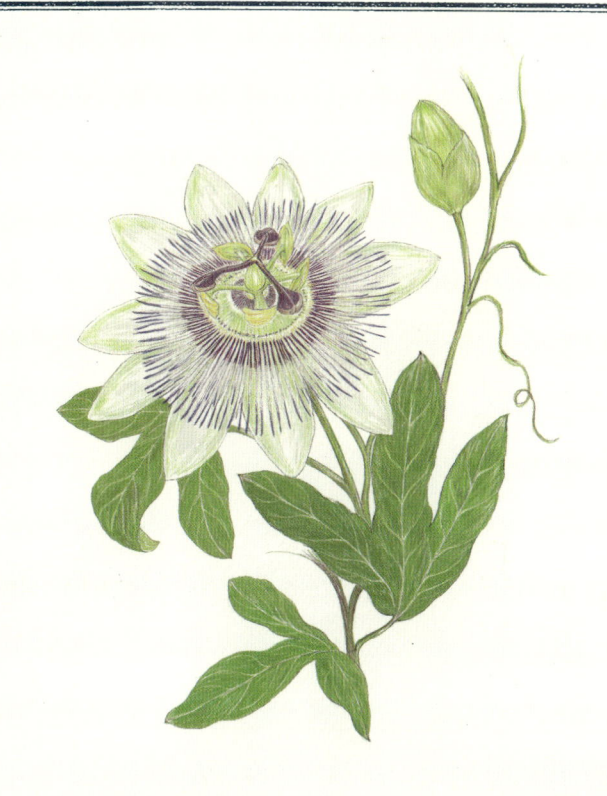

【學名】
Passiflora incarnata

【別名】
時鐘花

【科名】
西番蓮科

【使用部位】
地上部全株

【又稱】
植物性情緒穩定劑

P55・P105・P112

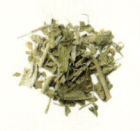

擁有「植物性情緒穩定劑」之名，因緊張或焦慮而無法入睡的夜裡，飲用西番蓮熱茶能讓情緒變得安穩，也可用來緩解頭痛、牙痛、生理痛等情況。若覺得味道難以接受，可搭配檸檬馬鞭草或德國洋甘菊等植物，不但香氣宜人，也會變得更好入口。據悉西番蓮是美國與墨西哥原住民愛用的香草植物。

應避免使用的對象：懷孕期間的婦女（不宜大量攝取）

169

File no.027

薏仁

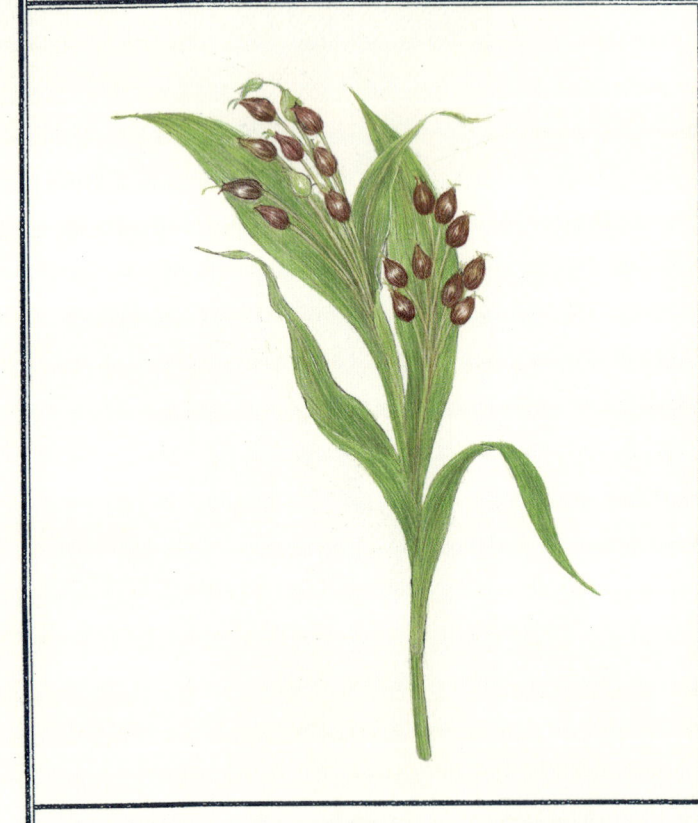

【學名】
Coix lacryma-jobi var. *ma-yuen*

【科名】
禾本科

【使用部位】
種子

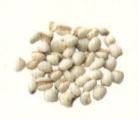

P12・P72-73
P96-97・P165

因為鴿子愛吃，在日本又稱為「鳩麥」。以炒過的薏仁種子煎煮而成的茶是很常見的飲品，若將泡過水的薏仁加進粥裡或與米一起炊煮亦都很美味。富含維生素與胺基酸等成分，有助於淡化斑點、雀斑等令人在意的肌膚狀態。薏仁茶能排除體內多餘的水分，也被用於改善水腫問題。

應避免使用的對象：懷孕期間的婦女

File no.028
茴香

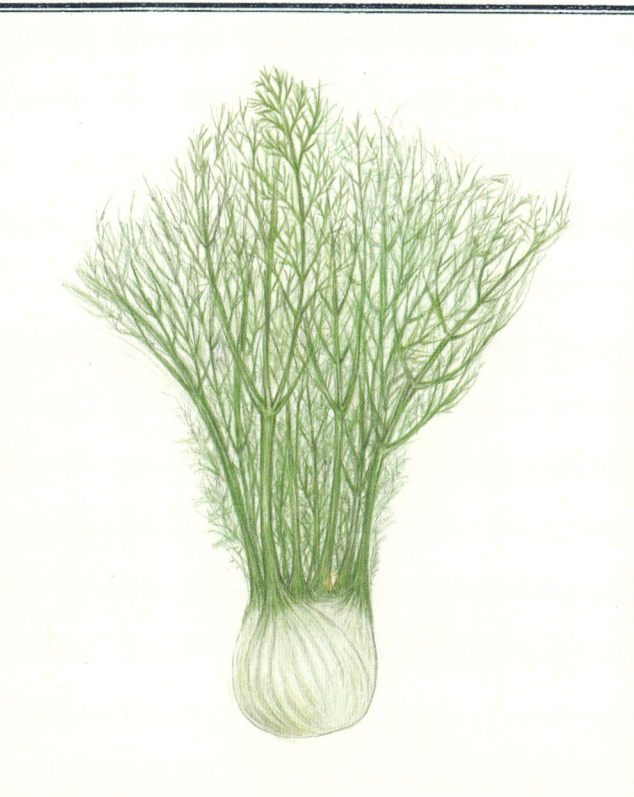

【學名】
Foeniculum vulgare

【別名】
甜茴香、小茴香

【科名】
繖形科

【使用部位】
葉、花、果實、種子

P104・P107・P126

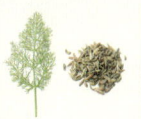

葉 子與種子皆具有淡淡的甜味,與味道清淡的白肉魚相當對味。種子(茴香籽)可為酸黃瓜增添香氣、作為咖哩香料,也被用於調製中國綜合香辛料「五香粉」。茴香茶最著名的功效為排出累積於腸胃的氣體、促進母乳分泌。

應避免使用的對象:嬰幼兒(不宜長期飲用茴香茶)/孕婦、產婦與嬰幼兒(精油與酊劑)

File no.029

胡椒薄荷

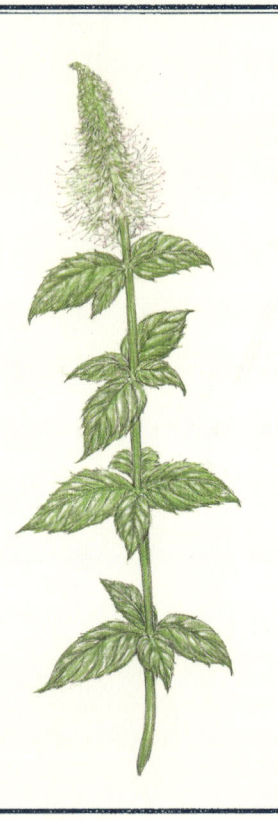

【學名】
Mentha piperita

【別名】
歐薄荷

【科名】
繖形科

【使用部位】
葉

P23・P27
P30-31・P36
P37・P38・P43
P79・P83・P84
P86・P87・P89
P92-93・P98
P103・P106
P112・P138-139

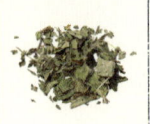

薄荷醇清爽的香氣能趕走睡意、令心情煥然一新。胡椒薄荷常被用於裝飾甜點或飲品，也很推薦以花盆來種植。由於具有促進消化器官機能的作用，亦適用於吃太飽、食慾不振、噁心想吐等情況。精油則被做成除蟲劑以及各式芳香劑。

應避免使用的對象：有膽結石與胃食道逆流患者／勿將精油用於兒童與嬰幼兒臉部，尤其是鼻子周圍

PART 3　54種香草植物＆精油實用小百科

File no.030

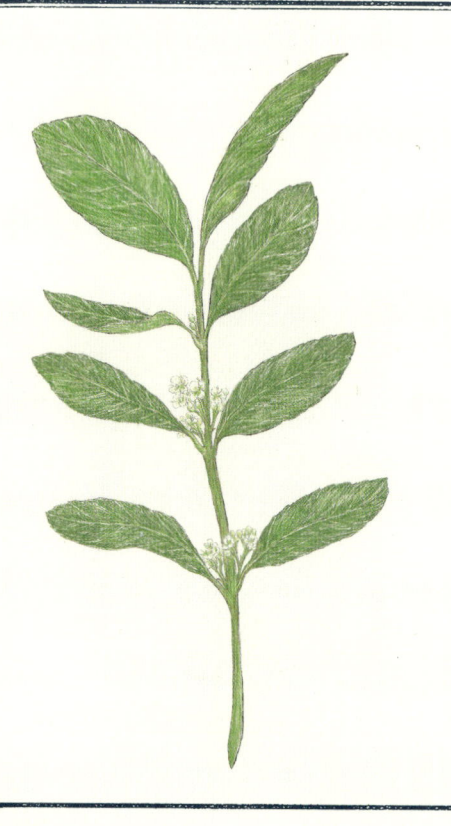

瑪黛

【學名】
Ilex paraguayensis

【科名】
冬青科

【使用部位】
葉

【又稱】
液體沙拉

P84-85

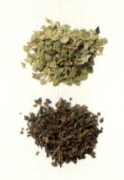

瑪黛茶與咖啡、茶並列為世界三大飲料。主要產地為南美巴西、阿根廷與巴拉圭，會花上大約一年的時間來讓乾燥茶葉熟成。因富含維生素、鐵質與鈣質，又被稱為「液體沙拉」，是極佳的營養補充飲品，但含有咖啡因。

應避免使用的對象：懷孕期間、哺乳期間的婦女
應避免併用的藥物：中樞神經興奮劑（含有咖啡因之故）

File no.031
桑樹

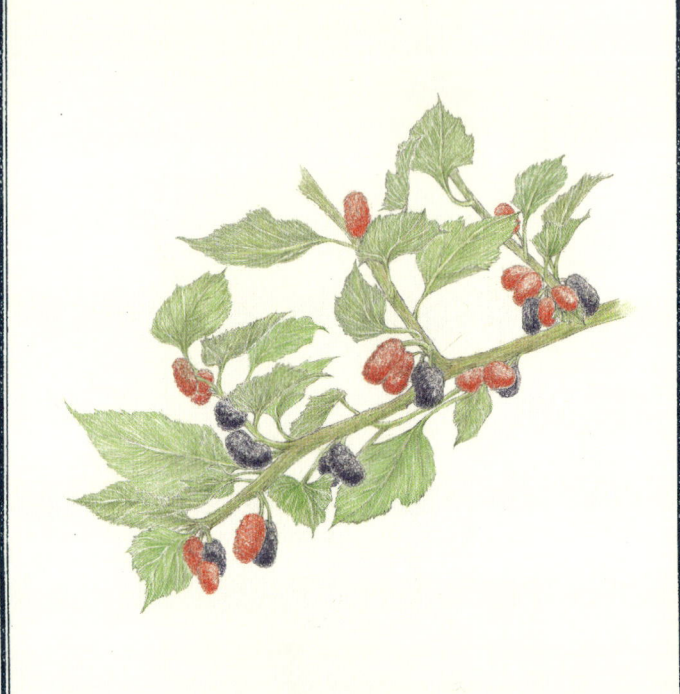

【學名】
Morus mesozygia
Morus alba
Morus australis
【別名】
蠶桑
【科名】
桑科
【使用部位】
葉

P16・P46-47
P128・P137

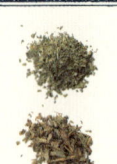

在日本,「桑葉茶」相當普遍好入手,鎌倉時代的榮西則在《喫茶養生記》載明了桑樹的各種用法與效能。桑葉含有名為1-脫氧野尻黴素（1-Deoxynojirimycin）的成分,能阻礙醣類吸收,抑制餐後血糖上升,而被用於預防生活慣病與減重,亦具有調整腸道環境的功效,也是改善便祕的好幫手。建議在餐前與用餐中飲用桑葉茶,而非餐後。

PART 3　54種香草植物&精油實用小百科

File no.032

藍錦葵

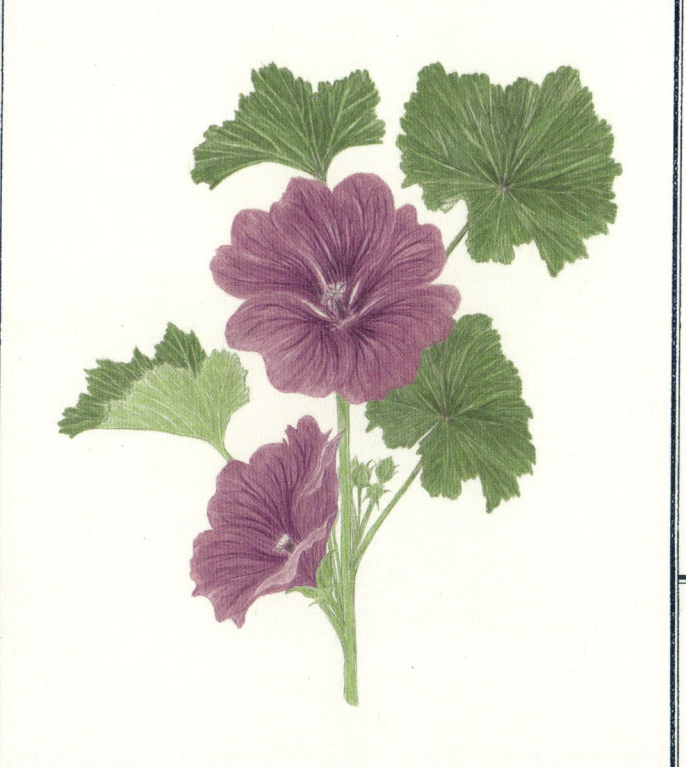

【學名】
Malva sylvestris

【別名】
歐錦葵、錢葵

【科名】
錦葵科

P83・P92-93
P98・P113

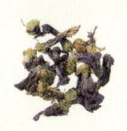

在日本一般所見的都是會綻放華麗紫紅色花朵的錢葵，乾燥時花朵會轉變成深藍紫色。剛泡好的茶飲會因為花青素而呈現藍紫色，但加入檸檬汁就會瞬間轉為粉紅色。味道平淡，香氣也很清淡，很適合與個人喜愛的香草做調配。因富含黏液質，歐美自古以來除了會用藍錦葵茶來緩解喉嚨痛、胃炎、尿道炎外，還會做成面膜來保養肌膚。

File no.033

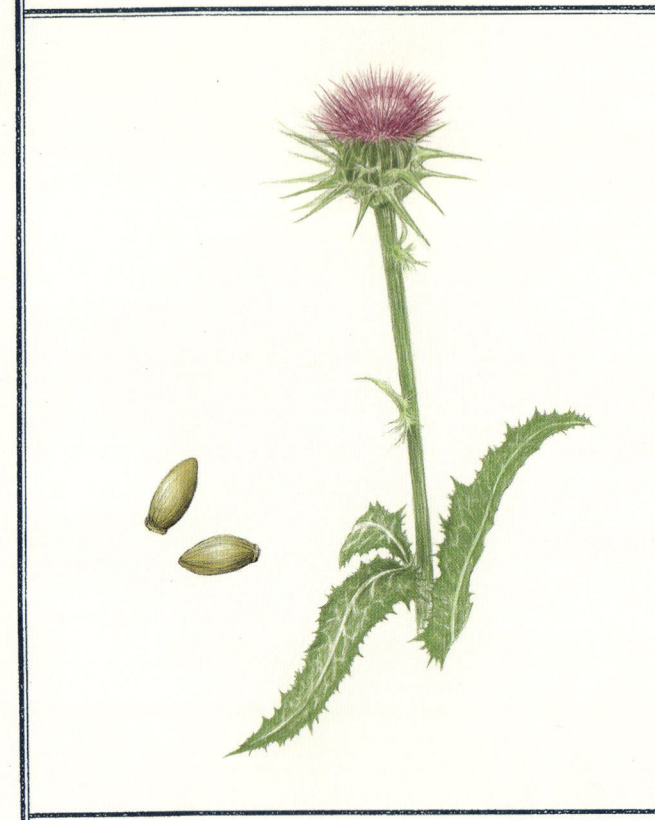

乳薊

【學名】
Silybum marianum
【別名】
水飛薊、瑪利薊
【科名】
菊科
【使用部位】
種子

相傳聖母瑪利亞的乳汁滴落在葉面上，形成白色斑駁紋路而得此名。自古羅馬時代便被當作改善肝臟功能的藥物使用。近代以降的研究證實，乳薊能保肝、預防肝臟病、修復因毒物而受損的肝臟細胞，並有許多相關論文問世。由於味道與香氣皆不明顯，可將其磨碎，搭配個人喜愛的香草植物來泡茶飲用。

PART 3　54種香草植物＆精油實用小百科　176

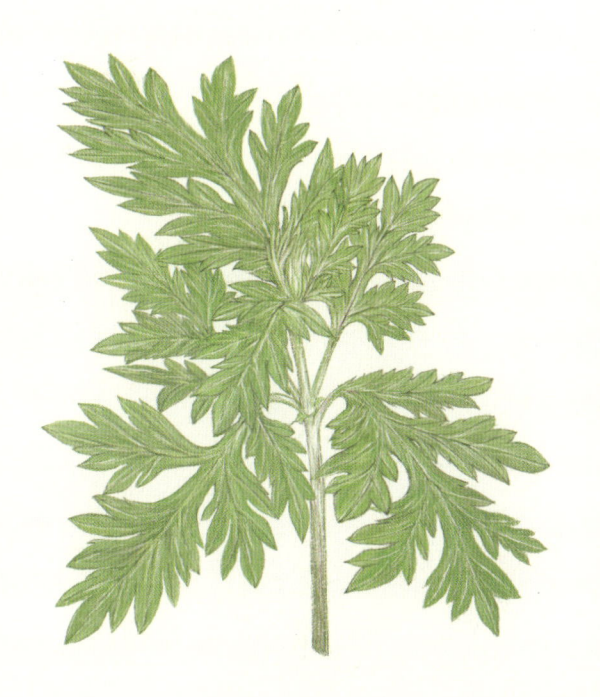

File no.034
艾草

【學名】
Artemisia princeps

【別名】
魁蒿

【科名】
菊科

【使用部位】
葉

P17・P72-73
P131

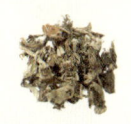

艾草常用以製作艾草麻糬與艾草麵包，也是艾灸所使用的艾絨原料，是日本自古以來便為人所熟悉的香草植物。艾草能溫暖身體、緩和疼痛。生理痛時可以飲用艾草茶，欲改善手腳冰冷或保養肌膚，可將艾草放入小鍋中加熱，濾掉渣滓，飲用艾草湯。因具有抗菌作用，對於預防痘痘等肌膚問題也有功效。

應避免使用的對象：對菊科植物過敏者

File no.035

覆盆子葉

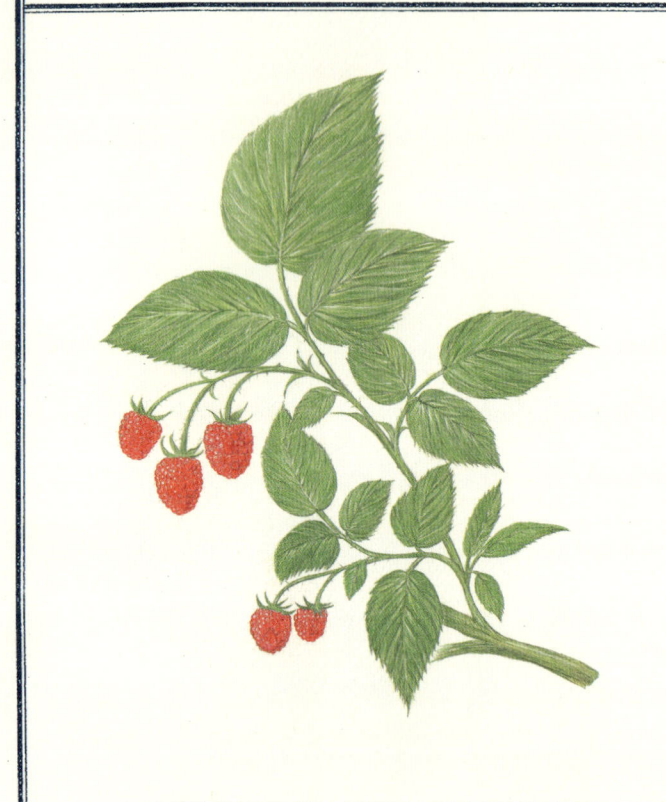

【學名】
Rubus idaeus
【別名】
樹莓
【科名】
薔薇科
【使用部位】
葉
【又稱】
順產茶

P102・P103・P105
P106・P113・P123

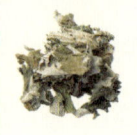

在歐洲自古以來便將覆盆子葉茶當成「順產茶」使用。這是古人在長遠歷史中培養出來的智慧,即便沒有科學根據可以佐證其對生產的助益,因一般咸信其具有調整子宮與骨盆周圍肌肉的功效,而被用來緩解經痛與經前症候群(PMS)。日本有些婦產科醫師也會建議婦女飲用。此外,覆盆子葉亦具有收斂作用,也可用於口內炎等口腔黏膜炎症。

File no.036

薰衣草

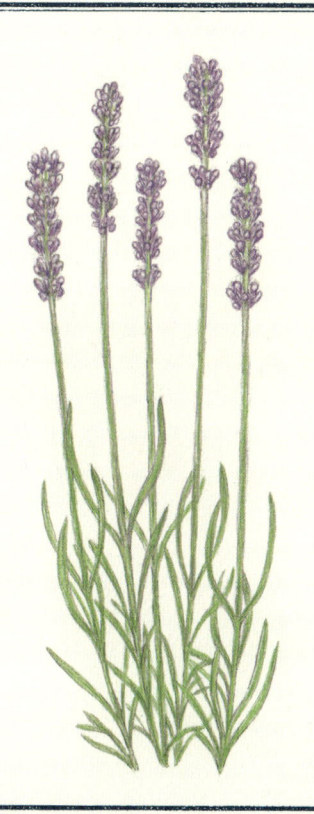

【學名】
Lavandula officinalis
Lavandula angustifolia

【科名】
唇形科

【使用部位】
花
葉、莖（工藝用而非食用）

P15・P17
P26-27・P31
P38・P45 ・P51
P57・P58-59
P60・P72・P81
P86・P105・P113
P117・P123・P126

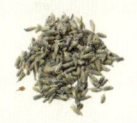

因柔和的香氣而備受喜愛，自古希臘時代就被用來鎮定煩躁或亢奮情緒。現代則發展出各式各樣的用法，例如泡澡包、薰香、精華油等，方便人們在感到焦慮、靜不下心來或睡不著時使用。因具有抗菌、抗真菌與消炎作用，也被應用於護膚等保養方面。種類繁多，香氣也各不相同，有的香甜，有的清爽，可根據目的分開使用。

179

File no.037

菩提花

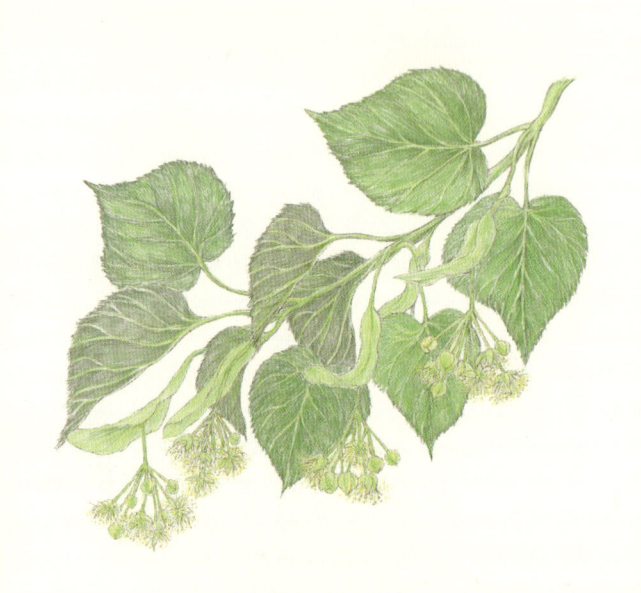

【學名】
Tilia europaea
【別名】
椴樹花
【科名】
錦葵科
【使用部位】
花、葉

P39・P107・P113

輕柔飄散的甘甜香氣具有舒緩緊繃身心的功效，能撫平焦慮的情緒，令人安穩入睡。經常與苦橙（苦橙花）搭配製成茶飲或泡澡包。還具有發汗與利尿作用，在歐洲自古以來便被用來治療高血壓與感冒。屬性溫和，老人小孩各年齡層皆可使用。

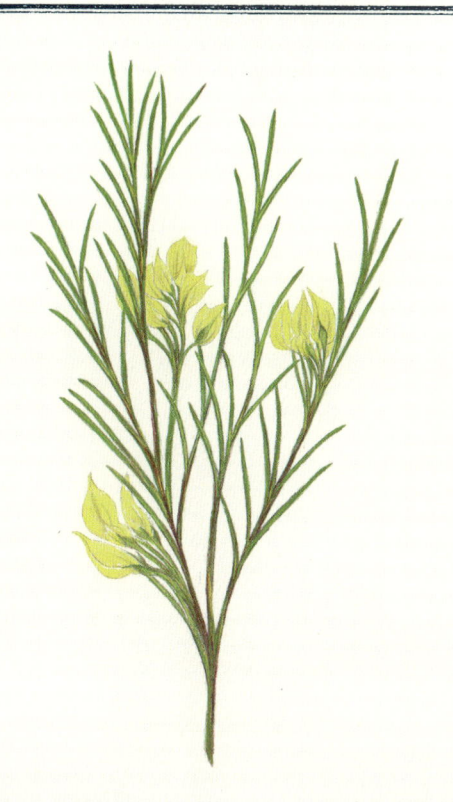

File no.038
路易波士

【學名】
Aspalathus linearis
【科名】
豆科
【使用部位】
葉

P113

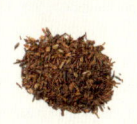

路易波士茶有著美麗的橘紅色澤，在日本也推出各式各樣的調配茶。路易波士只生長於南非共和國的特定地區，被喻為「不老長壽茶」，是當地的日常飲品，因引介至歐洲而風行全世界。路易波士的作用機制尚未完全被釐清，但被用於改善便祕、手腳冰冷，以及補充活力、預防過敏等情況。

File no.039

檸檬草

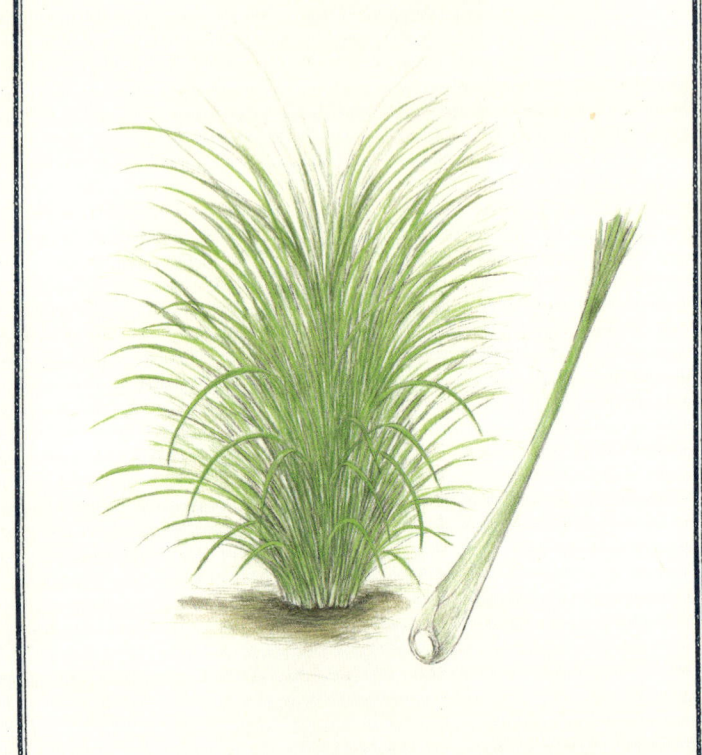

【學名】
Cymbopogon citratus
【別名】
檸檬香茅
【科名】
禾本科
【使用部位】
葉、莖
【又稱】
駕駛精油

P31・P33・P41
P43・P48-49
P84・P85・P86
P92-93・P102
P106・P168

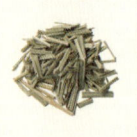

因柑橘調香氣而廣受歡迎。常見於泰式酸辣蝦湯以及東南亞各國料理，不只柔嫩的葉子可入菜，與膨脹根部相連的莖部也會被用來做成炸物，或為燉煮料理增添香氣。在亞洲熱帶地區、非洲大陸、拉丁美洲則被視為藥草，用於腸胃不適、預防流感等傳染病，以及發燒、發炎等症狀。製成精油則有放鬆身心、驅逐蚊蟲的功效。

PART 3　54種香草植物＆精油實用小百科　　182

File no.040

檸檬香蜂草

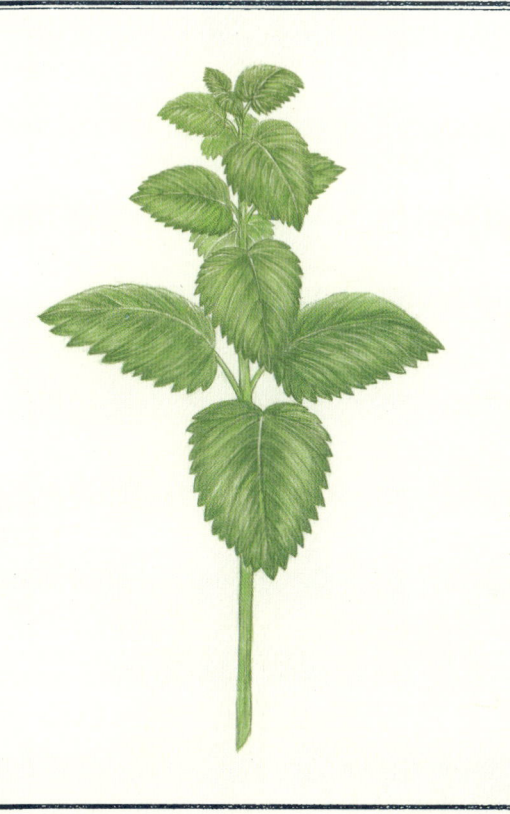

【學名】
Melissa officinalis

【別名】
檸檬香草、香蜂花

【科名】
唇形科

【使用部位】
葉

P28・P87・P105

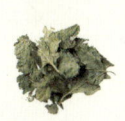

自古希臘、羅馬時代便被當作藥草，以及為料理增香提鮮。香氣如檸檬般清新，令人產生彷彿被輕輕包覆的舒適感。它能安撫因不安或失眠而困頓的身心，穩定情緒，對壓力引起的腸胃不適等消化系統問題也能發揮作用。乾燥檸檬香蜂草難以長期保存，不過這種植物相當好種，建議以現採現用的方式取用。

File no.041

檸檬馬鞭草

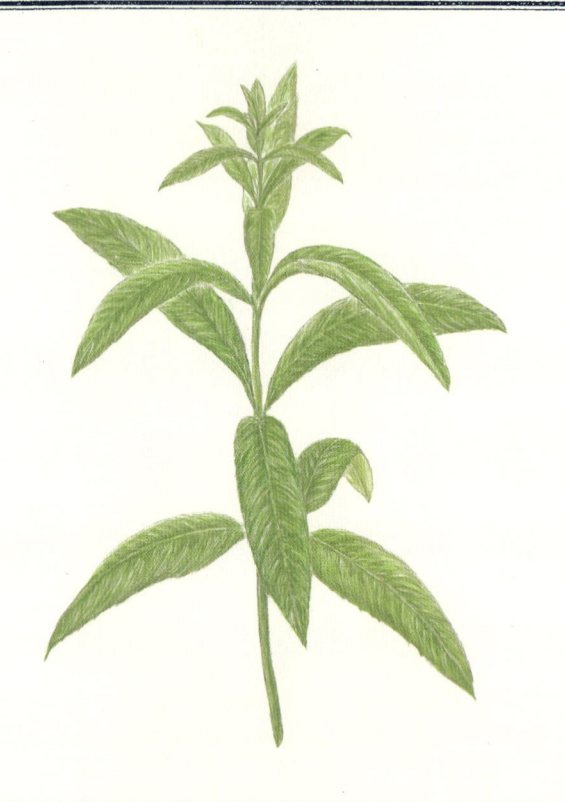

【學名】
Lippia citriodora / Aloysia citrodora

【別名】
馬鞭梢、防臭木

【科名】
馬鞭草科

【使用部位】
葉

P23・P27
P51・P53
P55・P88-89
P105・P169

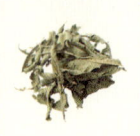

　　入夏後，葉片前端會開出一簇簇的花朵，輕輕觸碰時，宜人的柑橘調香氣就會擴散至四周。此香氣因廣受喜愛，而被當成洗指碗或香皂等產品的香料。檸檬馬鞭草具有促進消化的作用，除了能改善食慾不振、消化不良外，還能平撫激動的情緒，令人靜下心來。檸檬馬鞭草茶又被稱為「晚安茶」，在法國會於傍晚過後的放鬆時光飲用，是很受歡迎的茶飲。

File no.042

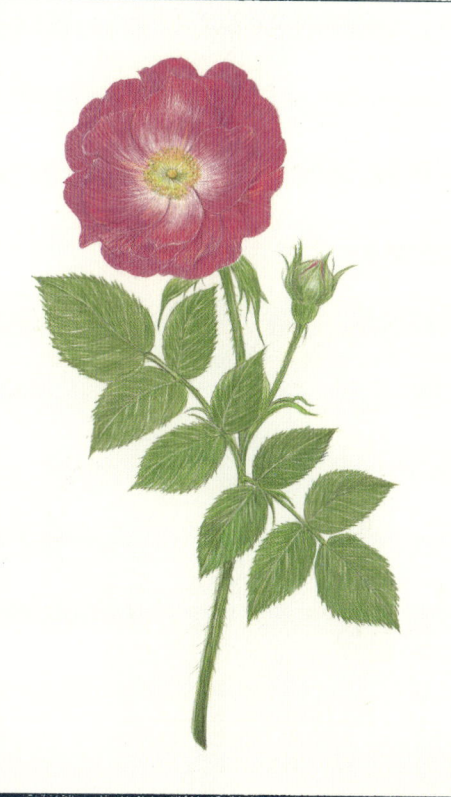

玫瑰

【學名】
Rosa gallica

【別名】
薔薇

【科名】
薔薇科

【使用部位】
花

P17・P26-27
P72・P105
P107・P198

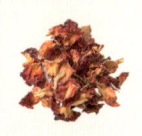

由於能撫慰悲傷等沮喪的情緒，令心情變明亮，因此玫瑰香氣自古以來便喻為是女性的好朋友。擁有「香氣女王」美譽的大馬士革玫瑰精油，可分為透過水蒸氣蒸餾製成的「奧圖玫瑰」（Rose Otto），以及利用溶劑萃取而成的「玫瑰原精」（Rose Absolute）2種。玫瑰花瓣所含有的單寧酸具有收斂作用，可搭配花草茶或紅茶來一起飲用，舒緩口腔或喉嚨發炎。

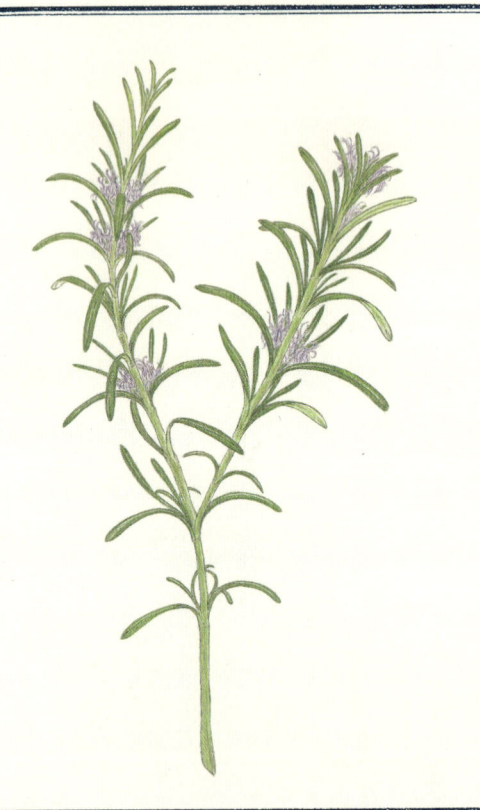

File no.043
迷迭香

【學名】
Rosmarinus officinalis

【別名】
萬年老

【科名】
唇形科

【使用部位】
葉、花

【又稱】
回春香草、
增強記憶力香草

P15・P17・P31
P33・P36・P41
P57・P60-61
P64・P68・P72
P83・P85・P86
P96・P116・P139

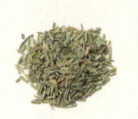

香氣清新而被用來為肉類或魚類料理增香，是很有人氣的廚房香草。迷迭香會開出與葉片散發同種香氣的小花，而且帶有花蜜，相當甘甜，也可用來裝飾料理。因具有極強的抗氧化作用，不但有「回春香草」之稱，還能提升記憶力，是打算專注用功或工作時的好幫手。其他還有促進消化機能與血液循環，提高代謝率，溫暖身體的功效。可透過茶飲、泡澡包、精華油等方式可加以應用。

File no.044

玫瑰果

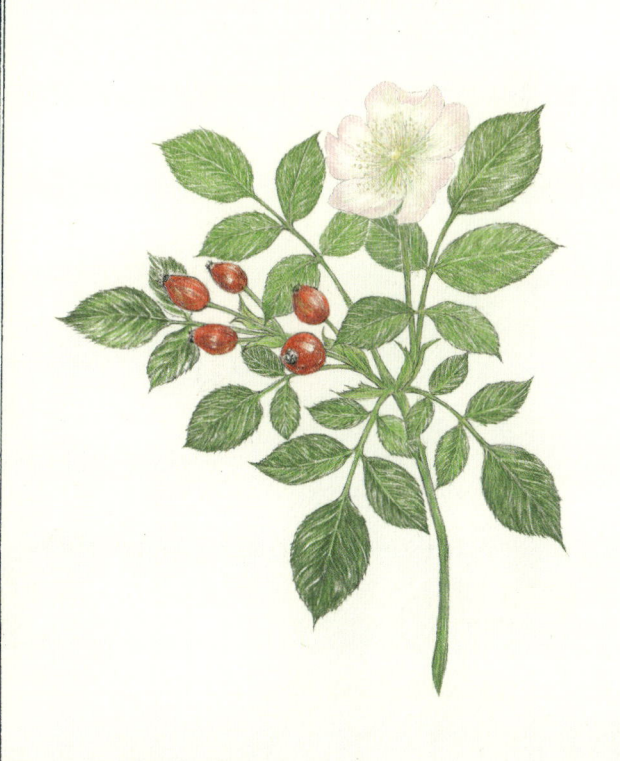

【學名】
Rosa canina
【別名】
狗薔薇
【科名】
薔薇科
【使用部位】
假果
【又稱】
維生素C炸彈

P24-25・P33
P80・P81・P102
P104・P106-107
P113・P117・P167

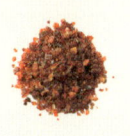

相傳從前被罹患狂犬病的狗咬傷時會利用玫瑰果來醫治，因而衍生出狗薔薇這個別名。玫瑰果的維生素C含量比檸檬高出20～40倍，不過茶飲的酸味卻意外地溫和，能有效補充因感染症或炎症而消耗掉的維生素C。而且還含有維生素E、能改善便祕的果膠和果酸，以及能促進維生素C吸收的類黃酮。

File no.045

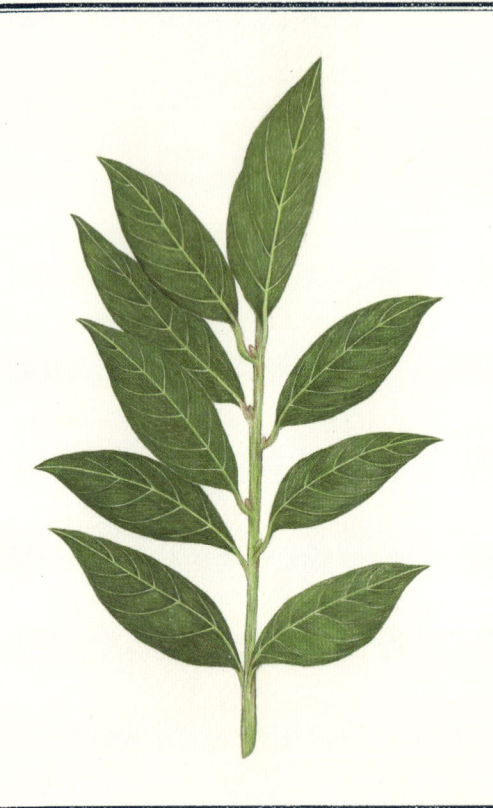

月桂

【學名】
Laurus nobilis
【別名】
月桂樹、桂冠樹
【科名】
樟科
【使用部位】
葉

P16・P85・P109
P136・P160

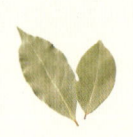

月桂具有活化消化機能、健胃整腸的功效，是燉煮咖哩時的常用配料，亦具有抗菌、防腐作用，也很適合用來為酸黃瓜等保存食增添香氣。生葉片會散發出花香，用於料理時能讓風味更有層次，但長時間熬煮會變苦，因此不宜久置。烹調時鍋中只須放一片葉子便很足夠。此外，將葉片放入浴缸中泡澡，也能收到消除疲勞的紓壓效果。

AROMA

精油篇

Aroma Catalog

使用精油時的注意事項

☑ 保存方法：請以玻璃避光瓶而非塑膠容器盛裝，並存放於陰涼處。手工自製的精油請盡早使用完畢。使用純淨水製作之物，請存放於冰箱等陰涼處，並盡量在1個月內使用完畢。

☑ 使用方法：精油不可飲用，也請小心避免接觸到眼睛。勿將原液直接塗抹於皮膚，欲以精華油等方式來使用時也請先進行過敏測試。為避免引發肌膚不適，請務必遵守規定的使用濃度。有些精油在使用後接觸到紫外線時會引起發炎反應。

※使用過程中若出現過敏、起疹子、發癢等異常情況時請立刻停用，並接受醫師診察。

☑ 嬰幼兒與兒童使用：未滿3歲的嬰幼兒，除了薰香以外的方式皆應避免使用。用於兒童時，請選擇刺激性低的種類，並在稀釋過後才使用（濃度為成人用的1/4以下）。當作除蟲劑使用時，請噴灑在衣服或襪子上，切勿直接接觸肌膚。存放精油時，請務必放於兒童無法取得之處。

☑ 懷孕期間使用：部分精油具有促進子宮收縮的作用。特別是在進入穩定期前，務必確認安全性，若有任何疑慮請洽詢固定看診的醫師。在孕吐期間，請先從充分稀釋過的精油用起，由於接受度不見得會與懷孕前相同，還請確認是否有任何不適感受。

File no.046-054
依蘭依蘭・茉莉・澳洲茶樹・苦橙（橙花／苦橙葉）・檜木・乳香・香檸檬・尤加利・玫瑰天竺葵

File no.046
依蘭依蘭

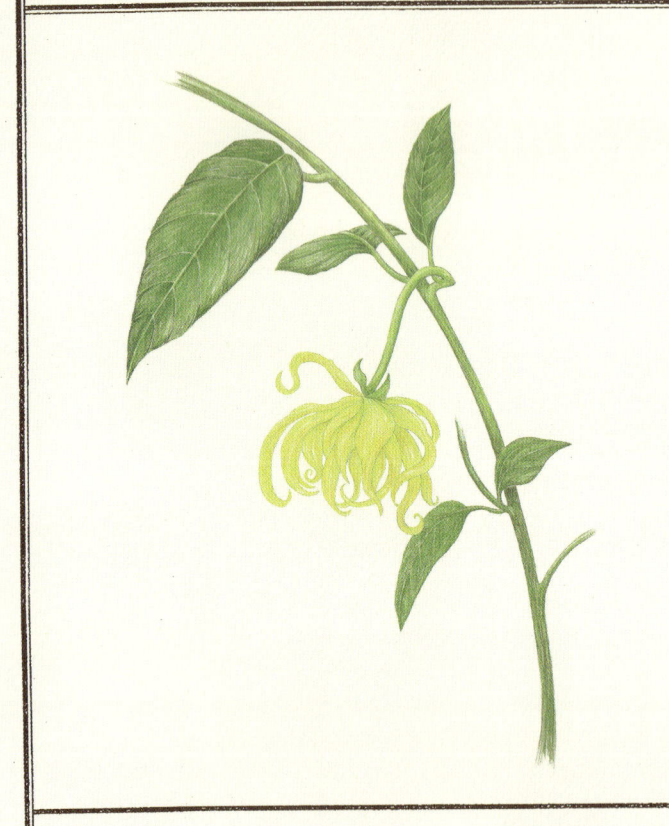

【學名】
Cananga odorata
【科名】
番荔枝科
【抽出部位】
花

依蘭依蘭是一種會開出細長低垂黃色花瓣的樹木，充滿洋溢著異國情調的南國風情。自古以來便被當成香水原料使用，是亞洲觀光地區商店內常見的香皂與線香等產品香料。香氣濃醇又甘甜，能消除身心緊繃，舒緩被強烈焦慮佔據的心。據悉亦能調節皮脂分泌，因此經常被製成精華油與泡澡包。

注意事項：因香氣強烈請少量使用

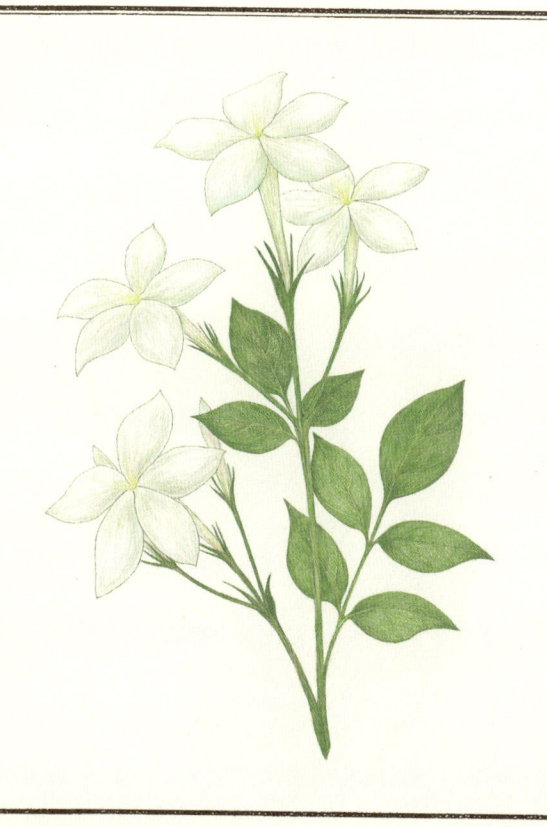

File no.047

茉莉

【學名】
Jasminum grandiflorum/ Jasminum officinale

【別名】
素馨花、素方花

【科名】
木犀科

【萃取部位】
花

【又稱】
香氣之王

P47・P72-73

大家最熟悉的使用方法莫過於沖泡成茉莉花茶吧。一般會與綠茶一起窨製，讓茉莉花香轉移至茶葉上。富有異國情調又優雅的香氣，能緩和疲憊緊繃的心靈，以及沮喪的情緒，化解不安，亦被用於緊實、滋潤肌膚。據悉茉莉花這個名稱乃源自梵語的「Mallika」音譯。

注意事項：為避免對皮膚造成刺激，請留意使用時的濃度

File no.048

澳洲茶樹

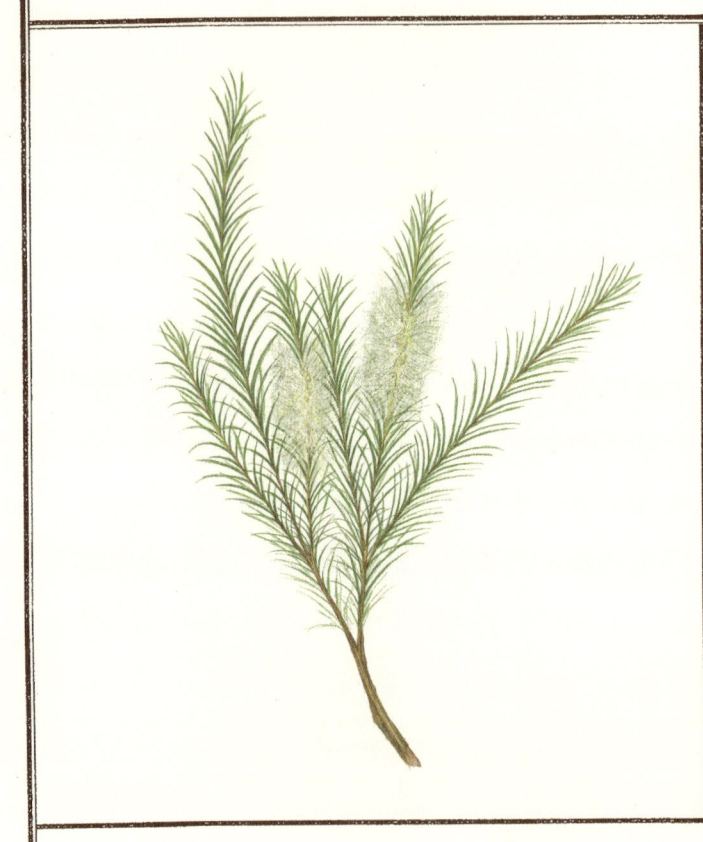

【學名】
Melaleuca alternifolia

【別名】
互葉白千層

【科名】
桃金孃科

【萃取部位】
葉

P36

澳洲茶樹是高度可達數公尺的樹木，會開出宛如白色棉花般的花朵。因澳洲原住民將這種植物當成茶飲用而擁有茶樹之名。香氣清新帶辣的精油，具有極強的抗菌力，亦有益於提升免疫力，因此也被用於預防感冒等傳染病。在肌膚保養方面，主要用於改善痘痘或頭皮屑，並常製成化妝水、面霜、洗髮精、洗衣精等產品。

File no.049

苦橙（精油名 橙花／苦橙葉）

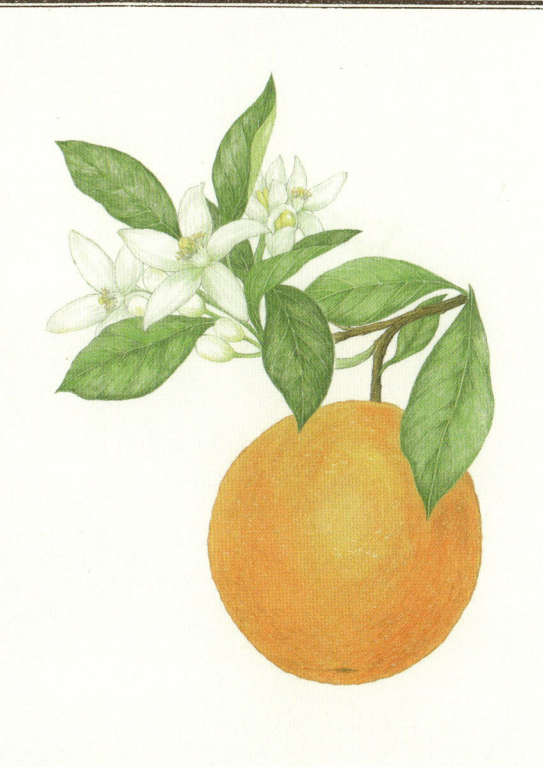

【學名】
Citrus aurantium
【科名】
芸香科
【萃取部位】
花（橙花）、葉、枝（苦橙葉）

P45・P107・P180

會散發出令心情變明亮的甘甜花香。透過水蒸氣蒸餾從花朵取得的精油為「橙花」，從枝與葉取得的精油為「苦橙葉」，被用於化妝水等產品的芳香蒸餾水則被稱為「橙花水」。橙花能消除因壓力所產生的疲勞感與不安感，輕柔化解緊繃的情緒，很適合在放鬆時刻使用。精華油則能預防妊娠紋與皺紋，促進肌膚新陳代謝。

File no.050

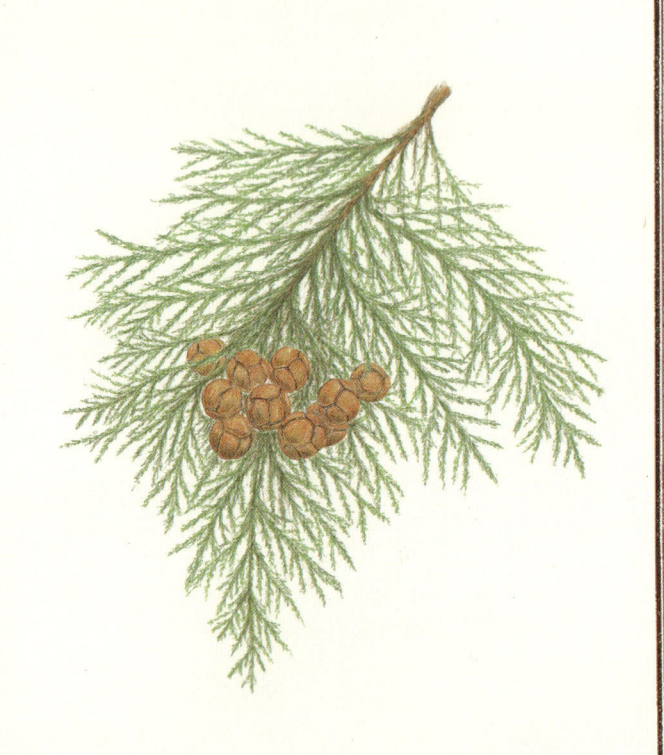

檜木

【學名】
Chamaecyparis obtusa

【科名】
柏科

【萃取部位】
木、枝、葉

P36・P131

據悉為日本原產的樹木,會散發出令人感到懷念又放鬆的森林香氣,自古以來便被當作優質建材使用。溫泉飯店的「檜木浴池」因溫潤柔滑的木質觸感,以及森林香氣而備受喜愛,可說是日本的代表性芳香浴。樹木周身具有抗菌、防蟲、防霉作用,能抑制害蟲與病原菌靠近。檜木泡澡包、室內芳香劑與除臭噴霧都是生活中常見的產品。

File no.051

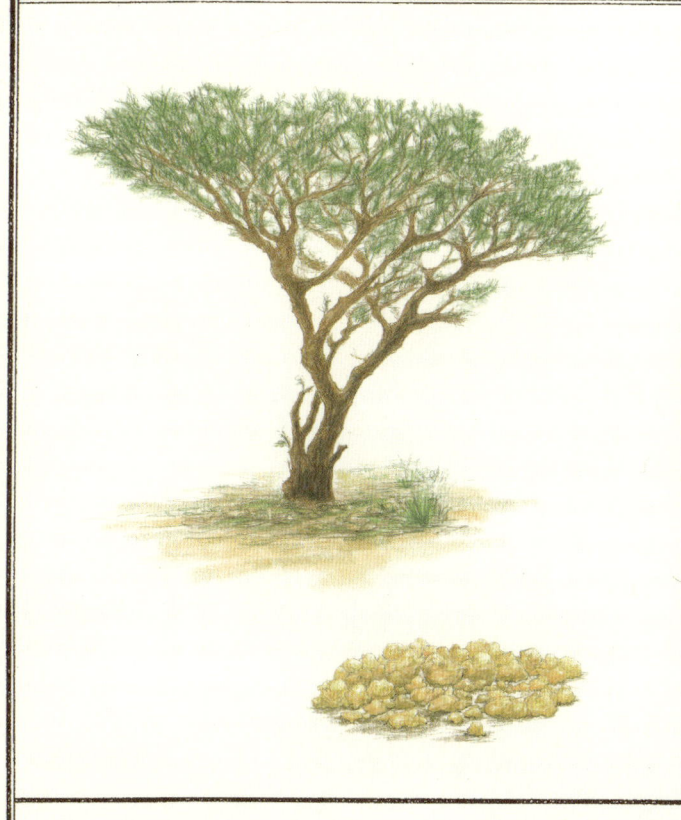

乳香

【學名】
Boswellia carterii
【別名】
熏陸香、滴乳香
【科名】
橄欖科
【萃取部位】
從樹皮取得樹脂

相傳為耶穌基督誕生的禮物之一。在印度與中國則是自古以來被當成線香使用。乳香是生長於乾燥土地的低矮樹木，一般會劃開樹皮待流出的樹脂凝固後才做使用。香氣宛如森林般清新，既甘甜又高雅，會令人忍不住想深呼吸，能促使情緒穩定、讓心情變明亮。而且還具有緊實肌膚的作用，也會被用於針對皺紋等老化問題的保養。

File no.052

香檸檬

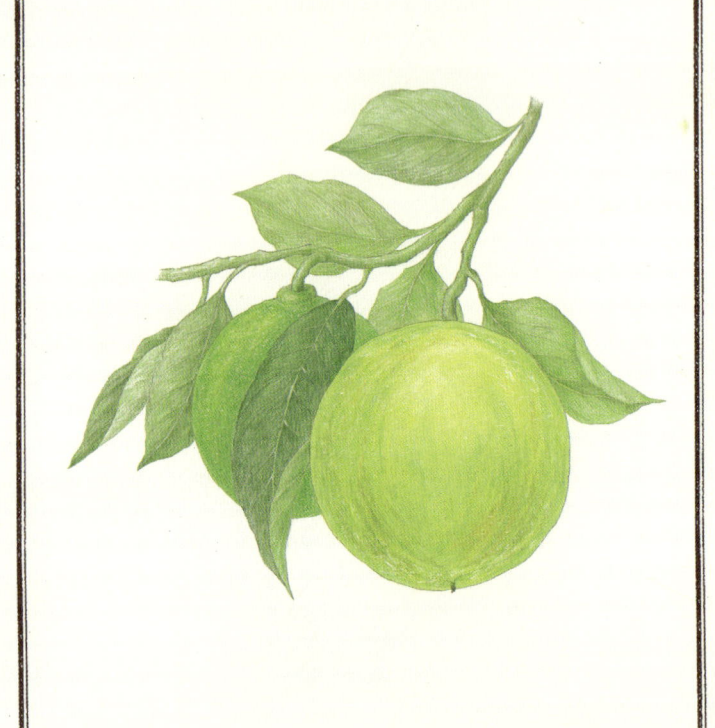

【學名】
Citrus bargamia
【科名】
芸香科
【萃取部位】
果皮

P38・P107

這是產於地中海沿岸的柑橘類,通常被用來為格雷伯爵茶增香,而且因為香氣優雅,能令人心情變明亮,促進身心放鬆,亦成為許多商品的配方。在心情低落或因為焦慮而失眠的夜裡,可以透過薰香的方式來轉換情緒。香檸檬還能促進血液循環,推薦在體寒導致手腳冰冷時使用。

注意事項:名為香柑內酯的成分具有光毒性,塗抹於皮膚時請避免接觸陽光

File no.053

尤加利

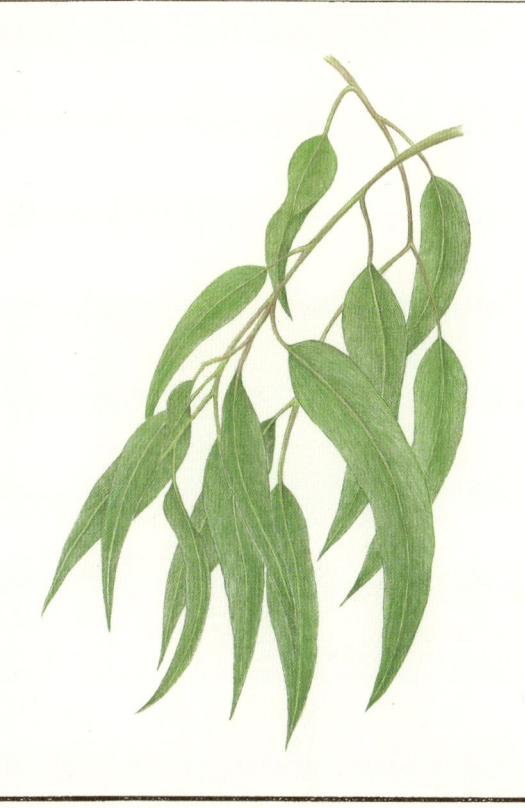

【學名】
Eucalyptus globulus

【科名】
桃金孃科

【萃取部位】
葉

P36・P57・P86

原產於澳洲，是眾所皆知的無尾熊主食，據悉當地原住民也會使用這種植物。尤加利具有抗菌防蟎的作用，可透過薰香或吸入蒸氣的方式來改善過敏、感冒流鼻水與打噴嚏、咳嗽等症狀。對象若為兒童或覺得精油太刺激的人，可改為將葉子放入熱水中來吸嗅蒸氣的做法，而非直接使用精油。

注意事項：因刺激性強，請充分稀釋後再使用。懷孕、哺乳期間以及嬰幼兒應避免使用

File no.054

玫瑰天竺葵

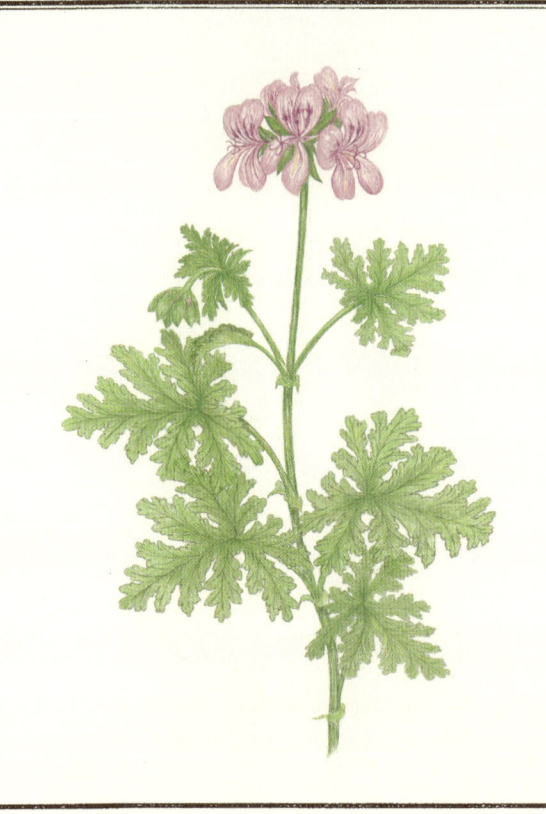

【學名】
Pelargonium graveolens

【別名】
香葉天竺葵

【科名】
牻牛兒苗科

【萃取部位】
葉

P17・P28・P65
P72・P88・P105
P107・P139

這是相當好種植的香草植物之一，會散發出媲美玫瑰的香氣。新鮮葉片建議泡茶、做成糖煮蘋果，或是泡個香草浴。華麗的香氣成分（精油），除了能用來促進身心平衡外，還具有調節荷爾蒙平衡、促使因壓力而陰晴不定的心情變明亮的功效。

注意事項：園藝店常見的色彩鮮艷天竺葵乃其他種類的植物

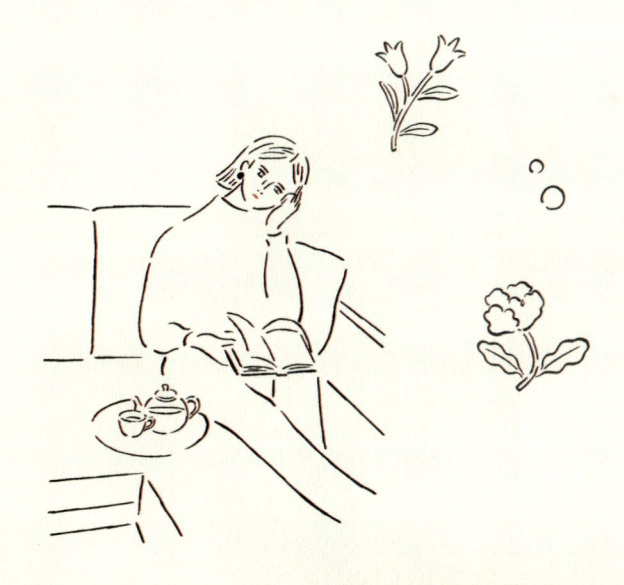

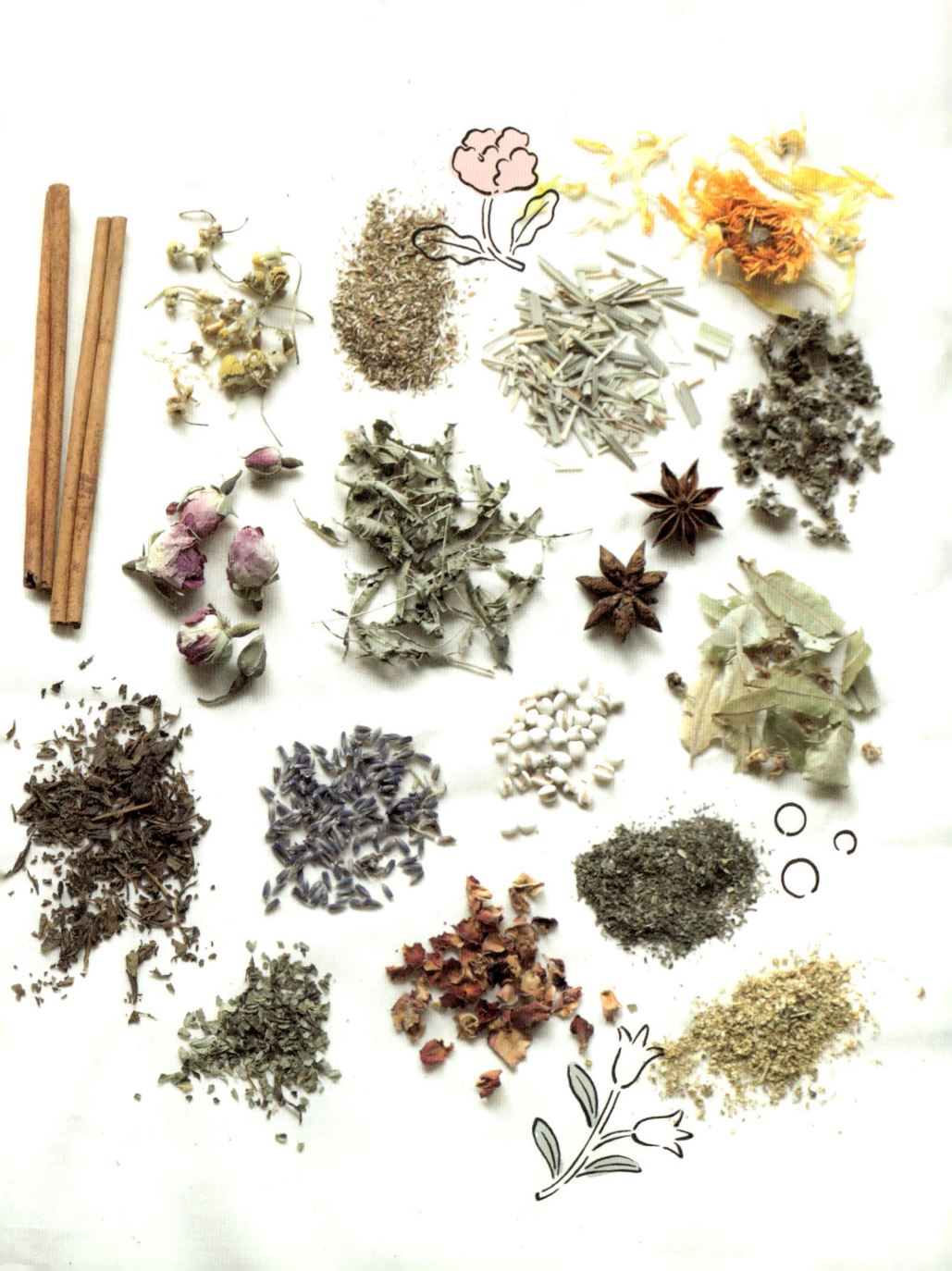

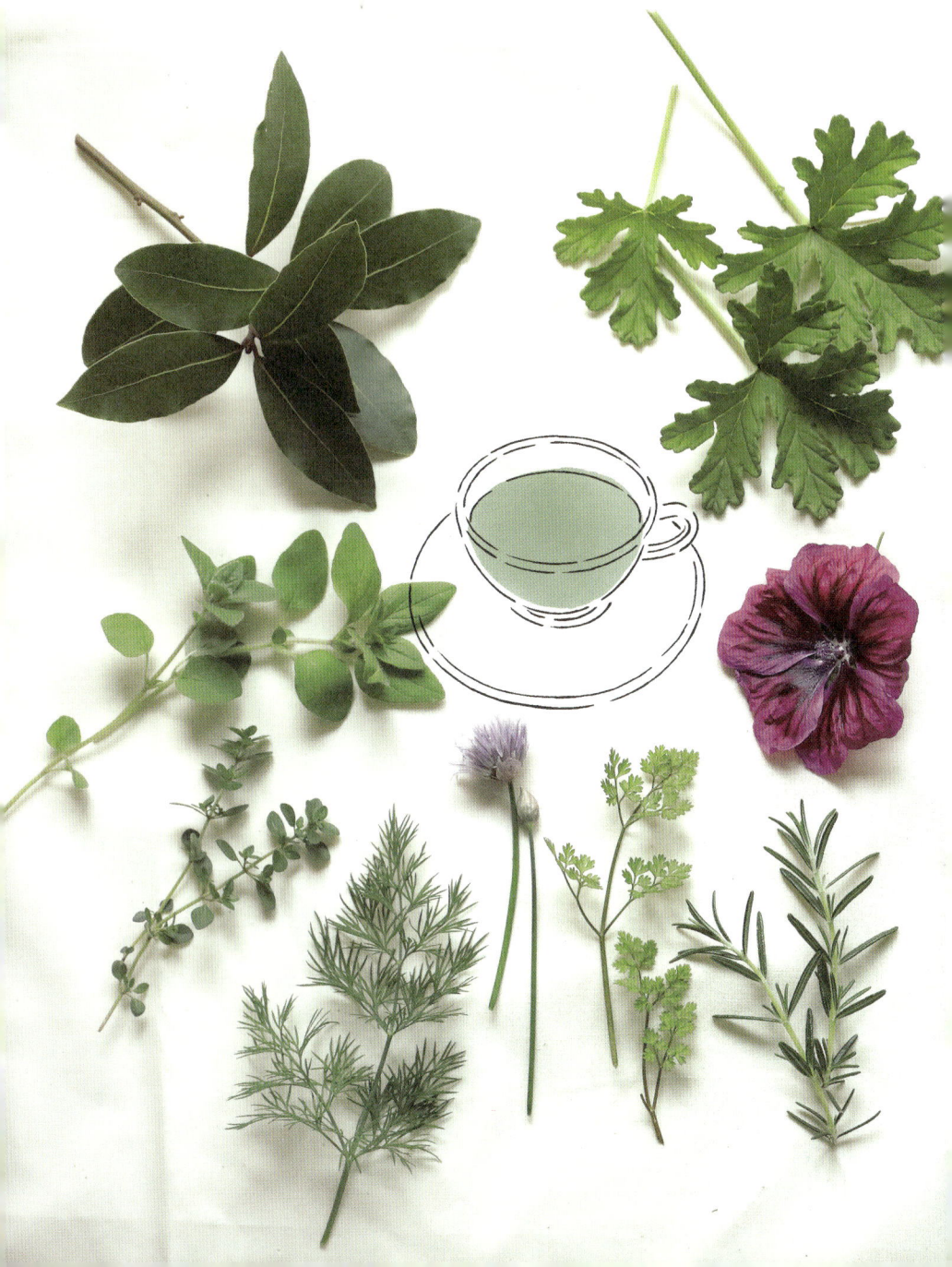

結語

我在25歲時首度接觸到香草植物。在這之後，香草植物就一直陪伴在我左右。而現在，香草植物對我而言已成為不可或缺的存在，甚至令我無從想像沒有它們的生活。因此，衷心期盼能將這份喜愛之情傳達給讀者們知曉。

最初我所使用的香草植物是迷迭香與牛至。那時我還不太懂花草茶，所以一開始是用來做菜。當時我在廣告代理商工作，過著極不健康的生活，因此我下定決心，只要是下班回到家的時間沒超過晚上10點就自己煮。在餐廳感受到的迷迭香味令我難以忘懷，因而成為烹飪時的首選。在我筋疲力盡沒有食慾時，從平底鍋或湯鍋內飄散而出的迷迭香氣，會瞬間喚醒腸胃，令我切實感受到食慾湧現，得以津津有味地飽餐一頓。從這個時期開始，我深深體會到「美味」與「健康」是緊緊相連的。

開始使用迷迭香與牛至大概經過半年後，原本因為末梢循環不佳，手腳總是冷冰冰的我，某天突然注意到就算晚上赤腳不穿襪子也能快速入睡，一夜好眠。量體溫後證實我的體溫有所上升，整個身體狀況變得愈來愈好。後來我才知道，迷迭香具有促進血液循環的作用，而且這兩種香草植物還有助消化與滋補強身的功效。

我也因為這樣，對香草植物產生強烈的興趣，開始深入學習，希望日後能從事宣揚香草植物魅力的工作。儘管住在東京市中心，如今我在家裡種了超過30種的香草植物。其中有一半是種在陽台的花盆裡。方便而且人人都有辦法製作的花草茶，能幫助我們修復每天的身心狀態。還請大家不要把香草植物想得太難，持續使用，感受它們的益處。

在此僅對想在生活中體會香草植物美好的人、想學習香草知識的人，以及想從事與香草植物相關工作的人，獻上我由衷的祝福。

監修者・諏訪晴美

監修者

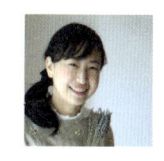

諏訪晴美　Suwa Harumi

香草植物研究家。特定非營利組織日本藥草協會 園藝治療師／藥草師。

1978年生於東京澀谷。曾任職於廣告代理商、出版社，於2007年創業，開設園藝設計事務所，並於10年後設立「香草植物與我」（代代木上原），以宣揚香草植物魅力的活動為主軸。現在則以花藝設計師的身分受邀參與電視節目，並於大學附設醫院針對藥草與植物對偏頭痛的療效進行研究，從各方面探索、實踐「與植物生活」的理念。除了開發與撰寫香草料理食譜、協助企業推動香草植物相關事業外，還會透過「香草植物與我」舉辦香草料理講座等活動。

・特定非營利組織日本藥草協會行銷公關委員
・品川星辰女子高級中學自然研究科講師
・町田 Hiroko 學院園藝設計科講師

Instagram　　　　　Website

參考文獻

《醫學史探訪》（医学史探訪，二宮陸雄著，日經BP，1999）
《榮西 喫茶養生記》（榮西 喫茶養生記〔講談社學術文庫〕，古田 紹欽著，講談社，2000）
《榮西 喫茶養生記之研究》（栄西『喫茶養生記』の研究，熊倉功夫、姚國坤編，宮帶出版社，2014）
《蓋特佛賽芳香療法》（ガットフォセのアロマテラピー，雷內・摩利斯・蓋特佛賽著，羅伯・滴莎蘭德編著，前田久仁子譯，FRAGRANCE JOURNAL社，2006）
《改變歷史的50種醫藥》（吉爾・保羅著，崔宏立譯，積木文化，2018）
《蒙塵繆斯的微光：從古代到啟蒙時代，在思想及科學發展中發光的博學女性》（瑪柔．T．努姆能著，林錚顗譯，暖暖書屋，2015）
《植物的神奇力量：芬多精》（植物の不思議な力＝フィトンチッド，彼羅・維奇・東金、神山惠三合著，講談社，1980）
《西洋本草書的世界──從迪奧斯科里德斯至文藝復興》（西洋本草書の世界──ディオスコリデスからルネサンスへ，大槻真一郎著，澤元亙編，八坂書房，2021）
《香草植物與精油之基礎事典》（ハーブと精油の基本事典，林真一郎著，池田書店，2010）
《香草的歷史》（ハーブの歴史，蓋瑞・艾倫著，竹田圓譯，原書房，2015）
《藥草安全性手冊 第2版》（メディカルハーブ安全性ハンドブック 第2版，AHPA〔美國草藥產品協會〕、柔伊・嘉德納、麥可・麥高芬編著，小池一男監修，林真一郎、渡邊肇子監譯，今知美譯，東京堂出版，2016）
《藥草事典 改訂新版》（メディカルハーブの事典 改訂新版，林真一郎編，東京堂出版，2018）
《赫德嘉的香草療法 修道院的90種藥草與症狀類別建議》（ヒルデガルトのハーブ療法 修道院の薬草90種と症状別アドバイス，海德蘿・克魯格著，畑澤裕子譯，豐泉真知子監修，FRAGRANCE JOURNAL社，2010）

※ 本書所刊登的內容為截至2023年7月之資訊。各項資訊、網址、商品價格等可能會在未經預告的情況下有所變動。

※ 本書於出版之際致力提供正確的資訊，但作者與出版社雙方對本書所刊載的內容不作任何保證，基於本書內容所產生的任何結果，皆不承擔任何責任。

※ 本書所刊登的公司名稱、產品名稱皆為各公司的商標暨註冊商標。

Tilia europaea

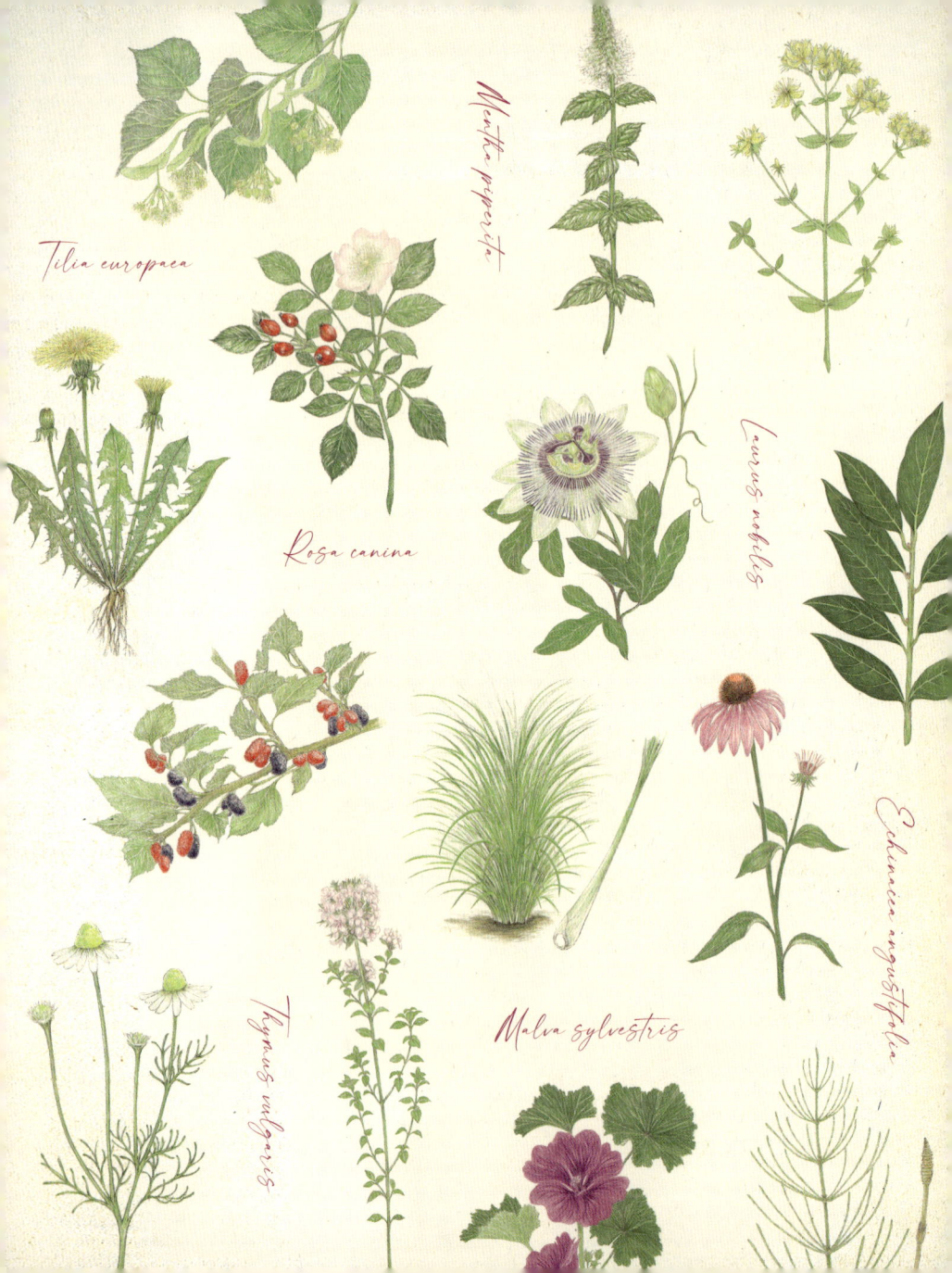

Mentha piperita

Rosa canina

Laurus nobilis

Echinacea angustifolia

Thymus vulgaris

Malva sylvestris

Puerari lobata

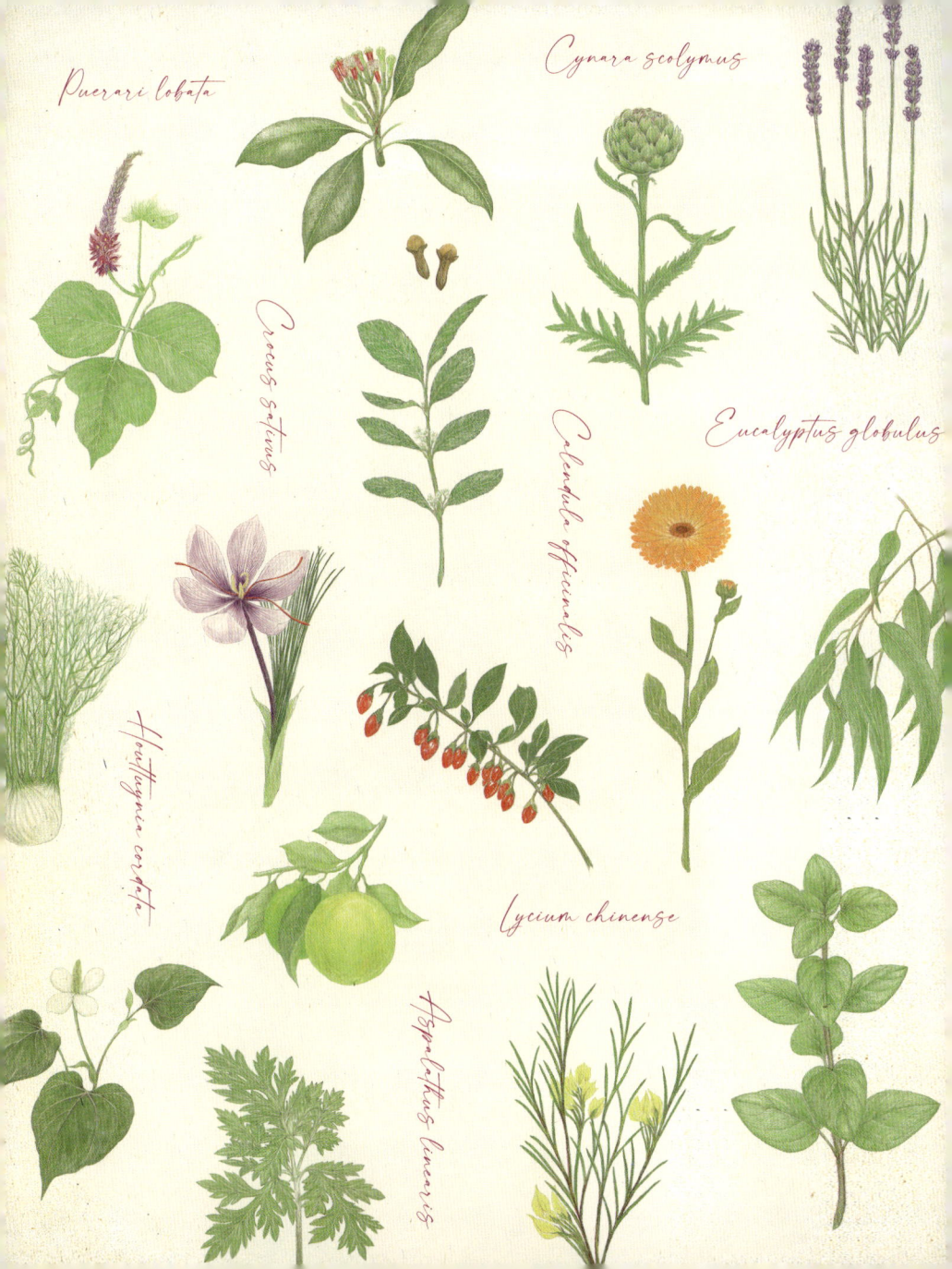

Cynara scolymus

Crocus sativus

Calendula officinalis

Eucalyptus globulus

Houttuynia cordata

Lycium chinense

Aspalathus linearis

設計・DTP	三宅 理子
照片	安井 真喜子
插圖	Ioku Satsuki
PART3 植物畫	福岡 季實子
製作協力	松本 麻美
P18 ～ 19執筆協力	中村 姿乃
編輯	二橋 彩乃

暮らしの図鑑 ハーブの癒し
(Kurashi no Zukan Herb no Iyashi : 7808-0)
@2023 SHOEISHA Co.,Ltd Original Japanese edition
published by SHOEISHA Co.,Ltd.
Traditional Chinese Character translation rights
arranged with SHOEISHA Co., Ltd.
through TOHAN CORPORATION
Traditional Chinese Character translation copyright
© 2025 by TAIWAN TOHAN CO. LTD.

療癒身心的草本生活提案
提振精神、緩解不適、日常身心保養的
63種芳香對策

2025年4月1日初版第一刷發行

監　　修	諏訪晴美
譯　　者	陳姵君
編　　輯	謝宥融
封面設計	黃瀞瑢
發 行 人	若森稔雄
發 行 所	台灣東販股份有限公司
	＜地址＞台北市南京東路4段130號2F-1
	＜電話＞（02）2577-8878
	＜傳真＞（02）2577-8896
	＜網址＞https://www.tohan.com.tw
郵撥帳號	1405049-4
法律顧問	蕭雄淋律師
總 經 銷	聯合發行股份有限公司
	＜電話＞（02）2917-8022

著作權所有，禁止翻印轉載。
購買本書者，如遇缺頁或裝訂錯誤，
請寄回調換（海外地區除外）。
Printed in Taiwan

國家圖書館出版品預行編目（CIP）資料

療癒身心的草本生活提案：提振精神、緩解
不適、日常身心保養的63種芳香對策/諏
訪晴美監修；陳姵君譯. -- 初版. -- 臺北
市：臺灣東販股份有限公司, 2025.04
208面；14.8×18.2公分
ISBN 978-626-379-829-8（平裝）

1.CST: 芳香療法 2.CST: 香料作物

418.995　　　　　　　　　　114002074